Nicola Cooper / Paul Cramp
Kirsty Forrest / Rakesh Patel

WILEY

急症照护
必备手册

第 3 版

ESSENTIAL GUIDE TO ACUTE CARE
THIRD EDITION

编　著　〔英〕尼可拉·库伯 等

主　译　董玲玲　李天民　宋文红　黄慧选　王博文

副主译　宋柳荫　李佳佳　姜贵萍　张丽娜

天 津 出 版 传 媒 集 团

天津科技翻译出版有限公司

著作权合同登记号：图字：02-2022-286

图书在版编目（CIP）数据

急症照护必备手册 / (英)尼可拉·库伯
(Nicola Cooper)等编著;董玲玲等主译. —天津：
天津科技翻译出版有限公司,2024.7
书名原文:Essential Guide to Acute Care
ISBN 978-7-5433-4463-1

Ⅰ.①急… Ⅱ.①尼… ②董… Ⅲ.①急性病-护理
-手册 Ⅳ.①R472.2-62

中国国家版本馆 CIP 数据核字(2024)第 097927 号

授权单位：John Wiley & Sons Limited.
出　　版：天津科技翻译出版有限公司
出 版 人：方　艳
地　　址：天津市南开区白堤路 244 号
邮政编码：300192
电　　话：(022)87894896
传　　真：(022)87893237
网　　址：www.tsttpc.com
印　　刷：天津新华印务有限公司
发　　行：全国新华书店
版本记录：710mm×1000mm　16 开本　13 印张　250 千字
　　　　　2024 年 7 月第 1 版　2024 年 7 月第 1 次印刷
　　　　　定价：68.00 元

（如发现印装问题，可与出版社调换）

译者名单

主　译　董玲玲　李天民　宋文红　黄慧选　王博文

副主译　宋柳荫　李佳佳　姜贵萍　张丽娜

译　者　（按姓氏汉语拼音排序）

陈雪梅　威海市中医院

董玲玲　威海市立医院

谷芳红　威海市立医院

黄慧选　威海市立医院

姜贵萍　威海市立医院

姜京玉　威海市立医院

邰　华　威海市立医院

李佳佳　威海市立医院

李天民　威海市立医院

刘　奉　威海市立医院

时永霞　威海市立医院

宋柳荫　威海市立医院

宋文红　威海市立医院

孙　艳　乳山市人民医院

王　斌　威海市立医院

王博文　中国人民解放军联勤保障部队第九七０医院

　　　　（威海院区）

王化宇　威海市立医院

王小丽　威海市立医院

辛志慧　威海市立医院

张爱纶　威海卫人民医院

张爱珍　威海市立医院

张丽娜　威海市立医院

周　鹏　威海市立医院

邹海洁　威海市立医院

第 2 版评论

"这本书可以满足每一位初级医生面对管理急症患者时的需求。其结构简明易读,能让读者理解人类生理学的原理,并将其应用于危重患者的日常情况。与很多书不同,作者忽略了细节而关注内容的相关性和实用性。良好的结构能引导读者建立一种逻辑思维去了解患者。每章对应的自我测试题,是一个很好的学习工具。如果你曾经面对一位患者,你的脑子一片空白而整个房间都是期盼的面孔,那这本书就是你想要的。"

《急诊医学杂志》(*Acute Medicine Journal*)

"这本不大的教材提供了一种理解急症患者的新方法。与传统以诊断为中心的模式不同,本书解释了急症患者中潜在的生理变化。这点很重要,因为很少有人真正理解一些基本概念,如怎样有效地进行氧气疗法。本书的目的是帮助那些需要处置急症患者的读者,并告诉他们"你真正需要知道什么",而这些内容无法从常规的教材找到。作者提供了一个简明易读的急性疾病潜在的病理生理学介绍,这很了不起!"

《英国麻醉学杂志》(*British Journal of Anesthesia*)

"这本短小精悍的教材提供了令人耳目一新和信息量巨大的基础科学知识,以及急症照护的临床实践。这些精心设计的章节涵盖了急症照护的常见领域,可以让读者在临床场景中应用这些基本原理,能够解决常见的问题或一直困扰我们的问题。每一章都有病例学习,这些病例能准确地反映临床常见问题,而这些问题的答案非常实用！"

"所有新入职的医生都应该读这本书！我在网上读过一篇它的评论然后就买了，并且从未后悔过，到目前为止人们对它赞不绝口。这本书着重解释了疾病状态下的生理学改变，以及不同干预背后的科学知识，如液体疗法、氧气疗法（例如，解释每一种氧气面罩的物理原理及在不同病情的使用方法）、强心药，可以提供知识去应对在很短的时间内被问及为什么那名患者'看起来不正常'。血气的部分对于那些被解释困扰的人（例如，我）是必不可少的，像其他所有章节一样，这一章节后面是包含所有答案详细解释的自我评估部分。与市面上常见的以方案或流程形式的指导书有很大的不同，这本书会让你有更多的思考，从而理解更多。买它就对了。"

"短小精悍。我喜欢这本书，并把它推荐给所有人。这是我遇到的唯一一本能够真正解释动脉血气、液体复苏、强心药等的好书。它涵盖了所有你需要知道的，而这些没有出现在医学院的课程里。有人将这本书借走了，但将它弄丢了，这本书实在太好了，我会再买一本！"

中文版前言

很荣幸可以参与到《急症照护必备手册(第3版)》这本书的翻译工作。在翻译的过程中，既对原先的知识有了更深层次的理解和认识,也一并学习了一些前沿的知识。本书最大的优势在于不是单纯地罗列知识，而是适时地插入与内容相关的各类理论知识(如涉及生理层面的)，并且在每一章节的最后紧跟与本章内容相关的病例及其讨论,这有利于读者将所学知识更好地与临床实践相结合。当然,鉴于国家之间医学教育乃至文化背景的差异,加之我们翻译水平的所限,内容难免存在不当之处,还请广大读者一一指正,在此先行感谢！

第 2 版序言

这本独特的小册子背后的故事始于许多年前，当时其中一名作者（Nicola Cooper）在重症监护室工作，学习如何处理患者。她所学到的一切可以立即用在普通病房或急诊科。因为到处都是患者！这是一个可悲的事实，即使急症科医生一直在处理患者，但他们经常做得不是很好。这种情况开始发生改变，其中一个原因是许多人（包括作者）呼吁将急症照护作为英国所有医生的必备培训内容。

本书的创作热情在于用简单的语言解释学会如何识别和管理成年患者，而这些是你需要知道但是没有人告诉你的。本书与大多数医学图书不同，没有给你列举要做的事情的清单，也没有那些让你厌烦的细则。本书能够帮助你理解需要做什么及其原因。第 2 版已经大范围进行重写和更新，通过计算和参考使用简单明了的模式。作者们既是医学教育家，也是忙碌的临床医生，他们认为教师也可以使用本书。我强烈推荐本书。

Alastair McGowan OBE FRCPE FRCP FRCS FRCA FCEM

急诊医学顾问

英国急诊医学院前任院长

前　言

疾病开始时容易治愈,但很难被发现,随着时间的推移,如果没有被发现或治疗,疾病将变得容易被发现,但很难治愈。

—— Niccolo Machiavelli

《急症照护必备手册》第 2 版已经出版差不多 15 年了,其中一位作者(Nicola Cooper)请求她当时的老板(Paul Cramp)和一位朋友(Kirsty Forrest)帮助她写一本关于照护急症患者的书,书中内容都是关于照护急症患者需要掌握的要点。在那段时间里,这本书成为实习医生、重症照护小组、在急诊工作的护士和专职人员、医学生及临床教师手中的一本畅销书。第 2 版出版以后,许多事情已发生改变:新的氧气指南、液体平衡和容量复苏的实践更新、脓毒症的新定义,以及"急性肾损伤"替代了"肾衰竭"等。这个版本已经大范围进行了重新编写和更新,还有一名新作者(Rakesh Patel)的加入,但我们尽我们所能保持通俗易懂的风格,正是这种风格使本书深受读者的欢迎。

有很多书是关于如何管理急症患者的,但都使用传统的"菜单"模式。读者查阅诊断,再进行总结管理。我们中很少有人去学习如何应对伴随急症常见的生理改变。其结果是许多医生无法合理地处理患者的生理衰退,这通常会导致照护不是最优的。

通过调查所有专业的初级医生发现,很少有人能解释氧气面罩不同的工作原理,$PaCO_2$ 升高的不同原因,什么是液体试验,以及如何有效地治疗器官衰竭。本书包含了你真正需要的知识,但这些知识在标准教科书中无法找到。文本中穿插的"迷你教程"是最新的见解或争议。每章的最后都有"自我评估病例"和"参考文献"。在这个版本中，我们删掉了实践步骤的附录。我们的目的是为读者学习如何有效照护急症患者提供基础。我们希望你们喜欢使用本书，当然我们也在不断学习，享受再次编写的过程！

尼可拉·库伯

保罗·克兰普

柯斯蒂·福雷斯特

拉凯什·帕特

致　谢

感谢 Nick Harrison 医生,澳大利亚克莱顿 Monash 医学中心的麻醉学研究员,感谢他在液体平衡章节中提升的内容,这些内容自上一版后就应该更新了。

我们还要感谢我们的家人,以及所有的医学生、护士,还有我们教过的初级医生,他们的理解和问题促成了我们的写作。

本书中使用的单位

本书使用国际标准单位,不同于括号中的公制单位。以下是一些常见血液检验结果的参考范围。参考范围因实验室而异。

公制单位×换算系数=国际标准单位

检验	公制单位	换算系数	国际标准单位
钠离子	135~145meq/L	1	135~145mmol/L
钾离子	3.5~5.0meq/L	1	3.5~5.0mmol/L
尿素(血尿素氮)	8~20mg/dL	0.36	2.9~7.1mmol/L
肌酐	0.6~1.2mg/dL	83.3	50~100μmol/L
葡萄糖	60~115mg/dL	0.06	3.3~6.3mmol/L
氧分压	83~108mmHg	0.13	11~14.36kPa
二氧化碳分压	32~48mmHg	0.13	4.26~6.38kPa
碳酸氢盐	22~28meq/L	1	22~28mmol/L
钙离子	8.5~10.5mg/dL	0.25	2.1~2.6mmol/L
氯离子	98~107meq/L	1	98~107mmol/L
乳酸	0.5~2.0meq/L	1	0.5~2.0mmol/L

目　录

共同交流探讨
提升专业能力

■·■ 智能阅读向导为您严选以下专属服务 ■·■

【推荐书单】 专业好书推荐，助您精进专业知识。

【读者社群】 与书友分享阅读心得，交流专业知识与经验。

操作步骤指南

微信扫码直接使用资源，无需额外下载任何软件。如需重复使用可再扫码，或将需要多次使用的资源、工具、服务等添加到微信"收藏"功能。

扫码添加
智能阅读向导

第 1 章

有风险的患者

学习完本章,你可以掌握以下内容:

- 复苏的定义。
- 认识到伴随急症疾病常见生理改变的重要性。
- 了解改善预后的早期识别和管理。
- 了解如何使用 ABCDE 系统评估和管理急症患者。
- 理解重症监护的优势和不足。
- 了解如何与同事就急症患者进行有效沟通。
- 为以后的章节提供背景。

什么是复苏?

当我们谈到"复苏"时,我们通常会想到心肺复苏(CPR)。CPR 是医疗培训的重要组成部分,是一种有国际组织管理的复苏方案。然而,住院期间 CPR 患者的出院存活率很低,心律是可电击的大约为 50%,心律是不可电击的为 10%~14%[1]。公众对 CPR 的认知通常来自电视,而这要比实际情况好得多[2]。

大量的关注和培训都集中在心脏停搏后的挽救生命上。但大多数住院期间的心脏停搏是可以预测和预防的。直到最近几十年,几乎没有人把注意力集中在检测常见的可逆性生理恶化,以及起初防止心脏停搏的重要性。现在,虽然我们有早期预警评分和医疗急救小组,但住院患者的早期识别与管理仍然存在问题。

在 1990 年发表的一项研究显示,84%心肺骤停 8 小时内的患者被观察到临床恶化或有新的主诉,70%在这段时间里被观察到呼吸或精神功能的恶化[3]。然而,没有任何单一可重复的警告信号,患者停搏前的平均呼吸频率是 30 次/分。研究人员观察到，心脏停搏前主要的呼吸和代谢紊乱（低氧血症、低血压和酸中毒）并不会迅速致命，因此，预测和预防心脏停搏的努力将是有益的。只有 8% 的患者在 CPR 后存活出院。一项随后的类似研究观察到 66% 的心脏停搏患者在 6 小时内发生了生理恶化，但往往没有采取有效的行动[4]。

研究人员评论说，当住院患者病情恶化时，系统似乎无法识别并进行有效干预。McQuillan 等的一项研究观察了 100 例连续急诊入院的 ICU 患者[5]。两名外部评估员发现，只有 20 例患者事先得到了很好的处理。大多数患者（54 例）在 ICU 住院前得到的照护并不是最恰当的，其余 26 例在这个问题上存在分歧。这些患者的病例和急性生理和慢性健康评估（APACHE）评分相似。在未得到最恰当照护的 54 例患者中，69% 被认为 ICU 住院较晚，可避免的病情恶化比例高达 41%。不是最恰当照护的主要原因有组织的失败、知识的缺乏、未能认识到临床的紧迫性、缺乏监管和未能寻求建议。不是最恰当的照护（未能适当管理气道、氧气治疗、呼吸和循环）同样可能出现在外科或内科病房，导致 1/3 的患者死亡。作者写道："这表明了一个根本性的问题，即未能认识气道、呼吸和循环是生命的先决条件，而它们的功能障碍是死亡常见的共同特征。"另一项关于成人普通病房患者进入 ICU 或意外死亡的研究发现，那些事前没有接受最恰当照护的患者，不论是在 ICU，还是在普通病房，其死亡率都有显著增加（分别是 52% 对 35% 和 65% 对 42%）[6]。其他研究也报道了类似的发现。

尽管现在的情况可能有所改善，但这些问题并没有消失。2018 年，英国的国家患者预后及死亡咨询委员会（NCEPOD）发表了报告："所有医院专业共同的主题和建议。"[7]该报告指出：

> 多年来，人们意识到对患者认知的不足，卫生服务中对急症入院患者的照护也一直存在问题。不足之处往往与急症照护中简单方面的管理不善相关，包括患者的呼吸道、呼吸和循环、氧气治疗、液体平衡和监测。其他在很多 NCEPOD 报告中强调的影响因素包括组织失败，如缺乏知识、未能认识到临床的紧迫性、缺乏监督、未能寻求建议、反应迟缓及沟通不畅。

许多研究表明，简单的生理观察可以识别住院患者的高风险状态[8,9]，然后系统化地实施，也就是当初级员工发现严重的生命体征异常时有义务寻求帮助，这可以改善患者的预后及对重症监护资源的利用[10,11]。

因此，复苏不仅仅是 CPR。它是识别及有效治疗生理指标可逆的患者。这是一个通常在重症监护领域之外被忽视的医学领域，涉及培训、组织和资源方面。

医疗急救小组

医疗急救小组（MET）从澳大利亚开始发展，由接受高级复苏技能培训的医生和护士组成。MET 的理念是严重异常的生命体征会触发紧急呼叫，而不是等待心肺骤停触发紧急回应。框 1.1 列举了基本的 MET 呼叫标准。在英国，早期预警评分已经被开发出来，以触发紧急反应（表 1.1），通常是针对患者自己的小组或 ICU 延续小组。医疗急救小组而不是心脏停搏小组，这样的目的是显而易见的——尽早行动以拯救生命。复苏术的前驱者之一说过："当 ICU 之前的系统治疗失败时，最复杂的重症监护通常会变成不必要的、昂贵的临终关怀。"[13]

英国早期的经验表明，医疗急救小组而不是心脏停搏小组降低了 ICU 的死亡率和心脏停搏的数量，部分原因是增加了"不要尝试 CPR"的医嘱[11]。1999 年，该报告"成功的关键——在急症医院中提供高效和有效的重症照护服务的地位"[14]再次强调了危重患者的概念，提倡加强对医护人员的培训及"延续"重症照护。该报告指出，重症监护往往发生在密闭的房间内，但不应该根据患者占用的床位，而是根据他们疾病的严重程度来定义（表 1.2）。

在此之后，《综合重症护理——成人重症照护服务综述》发表并重申了应根据

框 1.1　MET 呼叫标准

气道
如果存在危险。

呼吸
所有呼吸停止。
呼吸频率<5 次/分或>36 次/分。

循环
心脏停搏。
脉率<40 次/分或>140 次/分。
收缩压<90mmHg（1mmHg≈0.133kPa）。

神经学
意识水平突然下降。
抽搐反复发作或延长。

其他
任何你十分担心，但是不符合上述标准的患者。

Source：Reproduced with permission by Prof Ken Hillman, University of New South Wales, Division of Critical Care, Liverpool Hospital, Sydney, Australia.

表 1.1　英国国家早期预警评分(NEWS2)

生理参数	3	2	1	0	1	2	3
呼吸频率(次/分)	≤8		9~11	12~20		21~24	≥25
SpO$_2$ 量表 1(%)	≤91	92~93	94~95	≥96			
SpO$_2$ 量表 2(%)	≤83	84~85	86~87	88~92	93~94	95~96	≥97
				≥93 不吸氧	吸氧	吸氧	吸氧
是否吸氧		吸氧		不吸氧			
收缩压(mmHg)	≤90	91~100	101~110	111~219			≥220
脉搏(次/分)	≤40		41~50	51~90	91~110	111~130	≥131
意识				警觉			CVPU
体温(℃)	≤35.0		35.1~36.0	36.1~38.0	38.1~39.0	≥39.1	

CVPU=意识模糊,对声音的反应,对疼痛的反应,无反应。

在合格临床医生的指导下,如果目标饱和度为88%~92%,则使用 SpO$_2$ 量表 2。

每一项测量都有一个分数。总分决定了潜在的临床风险和下一步应该发生什么。分数更高也要求监测更密切:

- 总分 0~4 分:低风险,病房响应。
- 任何单项参数得分 3 分:中低风险,紧急病房响应。
- 总分 5~6 分:中风险,有能力进行评估和管理急症患者小组的紧急响应,识别在何时升级到重症监护小组是合适的。
- 总分 7 分或以上:高风险,必须包含重症监护技能人员小组的紧急响应,包括气道管理。

Source: Reproduced with permission from Royal College of Physicians.

表 1.2　英国疾病严重程度分类

0 级	急症医院的普通病房照护可以满足有其需求的患者
1 级	面临有病情恶化风险的患者,或最近从更高级别照护脱离的患者,他们可以在急症病房得到重症照护团队的额外指导和支持
2 级	需要更详细的观察或干预的患者,包括支持单个器官系统的衰竭或术后照护,以及不再接受更高级别照护的患者
3 级	只需要高级的呼吸支持或基本呼吸支持,同时需要至少两个器官系统支持的患者。这一水平包括多器官衰竭需要支持的所有情况复杂的患者

2 级相当于 HDU 照护。

3 级相当于 ICU 照护。

Source: Reproduced with permission from the Department of Health[15].

患者疾病的严重程度和调动必要的资源对患者进行分类的观点。这份报告带来了重症照护延续小组的资金和重症照护床位的扩充。在美国和欧洲的部分地区,有相当多的 1 级和 2 级设施。大多数英国医院都认识到重症监护的床位仍然不够[16,17],即使 2011—2018 年增加了 10%[18]。

尽管早期预警评分在使用中会发生许多不同的变化,它可以识别经过测量的异常生理指标,一名缺乏经验的员工发现不同后寻求帮助的机制比评分本身更重要。特别是近期急诊入院、大手术后和从重症监护出院后有风险的患者。

早期预警评分和医疗急救小组有什么联系?

早期预警评分是基于使用综合加权评分系统,而最初的 MET 呼叫标准基于单个参数,包括"担心的"病房员工的关注。这些触发系统背后的含义很简单:患者在 ICU 住院前通常有长时间的生理指标不稳定,并且发现得越早,总体预后就越好。

似乎没有证据表明,单一参数触发系统单独可以改善患者的预后,但有证据表明引入累计加权评分系统(如 NEWS2)可以提高患者的生存率,减少非计划 ICU 入院和心脏停搏的情况发生。同样,尽管他们对住院时间和 ICU 死亡率的影响尚不清楚[19],但与标准照护相比,医疗急救小组提高了患者的存活率,减少了非计划 ICU 入院,并减少了心脏停搏的情况。

英国一直致力于使用综合加权评分系统来识别病情恶化的患者,但对被确诊患者的反应需要有显著的改进。澳大利亚已经建立医疗急救小组,但使用单一参数触发系统识别患者的病情恶化不太成功。总之,快速反应系统想要有效,似乎需要一个整体系统的方法,其中包括识别患者病情恶化的触发系统、由临床医生领导的医疗急救小组和继续教育项目。

ABCDE 简介

病史、检查、鉴别诊断后的治疗不会立即帮助危重症患者。当那些按照字母顺序排列的致命事情依次是 A(气道损伤)、B(呼吸问题)和 C(循环问题)时,诊断就无关紧要了。患者需要的是复苏,而不是慎重考虑。

患者可以保持警觉,从床尾"看"起来很好,但线索往往是客观的生命体征和关键的检查结果。框 1.2 总结了严重疾病的生理和生化标志物。一个共同的研究主题是,医院员工无法识别患者何时有病情恶化的风险,即使这些异常已被记录下来。

框 1.2　严重疾病的标志物
生理
• 交感神经激活的征象,如心动过速、高血压、面色苍白。
• 灌注不足的征象(见第 5 章)。
• 器官衰竭的征象(见第 6 章)。
生化
• 代谢性(乳酸)酸中毒。
• 白细胞计数高或低。
• 血小板计数低。
• 肌酐水平高。
• C–反应蛋白(CRP)水平高。

心脏停搏前最常见的异常是低氧血症,有呼吸频率加快和低血压导致的低灌注,并伴随代谢性酸中毒和组织缺氧。如果不加以治疗,随之而来的是生理上的持续恶化。随着时间的推移,这些异常可能对液体和药物的治疗产生抵抗性。因此,及早行动至关重要。下面几章将更详细地介绍 ABCDE 背后的理论。还开设了实践课程,他们使用基于场景的教学来讲解如何管理处于风险中的患者。之所以推荐这些,是因为下面描述的 ABCDE 方法需要具备实践的技能(如评估和管理气道),而这些从书本上是无法完全学习的。

ABCDE 是所有急症患者的初始治疗方法:

- A:评估气道,必要时进行治疗。
- B:评估呼吸,必要时进行治疗。
- C:评估循环,必要时进行治疗。
- D:评估失能,必要时进行治疗。
- E:一旦 A、B、C 和 D 稳定,立即充分暴露并检查患者。可以在这个阶段进行进一步的信息收集和化验。
- 如果没有治疗的异常指标,不要继续治疗。例如,对气道阻塞患者做动脉血气治疗是没有意义的。

ABCDE 系统的更详细版本见框 1.3。

生命体征严重异常的患者属于急诊。对于这类患者,应需要及时、积极治疗,并且需要主管医生一直在场。例如,如果患者因肺炎而出现低血压和低氧血症,不能仅简单地开些氧气、液体和抗生素等医嘱。PaO_2 被接受前,可能需要调整数次氧浓度。为了获得可接受的血压,可能需要不止一次液体试验,即使如此,

---

框 1.3 ABCDE 系统

气道

检查上呼吸道阻塞的征象。

如果有必要,可将头部倾斜、下颌抬起。

吸入(只是你能看到的)。

可能需要简单的气道辅助器。

如有需要,给予吸氧(详见第 2 章)。

呼吸

查看胸部。

评估运动的速率、深度和对称性。

测量 SpO_2。

用听诊器快速听诊(吸气、喘息、杂音)。

如果患者通气不足,你可能需要使用袋子和面罩。

治疗喘息、气胸、积液、胸壁塌陷、感染等(是否需要物理治疗师?)。

循环

评估肢体温度,毛细血管再充盈时间、血压、脉搏、尿量。

插入大口径套管,送血化验。

如有需要,给予液体试验(详见第 5 章)。

失能

记录 AVPU 的分数(包括警觉、对声音和疼痛的反应及无反应)。

检查瞳孔大小和对光反应。

测量毛细血管血糖。

检查和计划

ABCD 稳定吗?如果不稳定,回到顶部,并寻求帮助。

完成所有相关检查,如心音、腹部、全面的神经系统检查。

治疗疼痛。

从记录、图表和目击者那里收集信息。

做动脉血气、X 线片、心电图等检查。

在没有合适的监测设备和人员的情况下,不要移动情况不稳定的患者。

做 ICU 和 CPR 的决策。

如果你还没有给资深同事打电话的话,现在就应该给他打电话了。

如果患者因为感染性休克而仍处于低血压状态,也可能需要血管升压药。应立即静脉注射抗生素。ICU 和 CPR 需要在此时做决定,而不是之后。重点是快速有效的干预。

对急症患者的管理必不可少的是给予有效的镇痛。这对患者来说是极其重要的,但也有一系列的生理益处将在第 10 章中进一步讨论。

老年人群的特殊注意事项

老年人在人口中的比例正在增加。大约80%的80岁以上老年人功能良好且相对独立,只有13.7%的85岁以上老年人生活在英国的医疗机构[20]。然而,医务人员了解在这一年龄群体中有一些重要的生理差异很重要。对症状和体征的解读,以及对急性疾病的管理在老年人群中可能是不同的。

以下是老年人群的重要生理差异:

- 体内平衡储备降低:衰老而引起的器官功能下降及补偿能力降低。下列指标是下降的,包括正常的PaO_2、脑组织血流量、最大心率和心脏储备、最大耗氧量、肾血流量、最大尿浓度,以及钠和水平衡。

- 免疫功能受损:当老年患者发生感染时一般不发热,白细胞也不升高。反而可能发生体温过低。急腹症的老年人群腹部僵硬并不常见,在穿孔、缺血或腹膜炎时可能腹部柔软但有压痛。需要一个较低的成像阈值。

- 不同的药代动力学和药效学:需要采用不同的麻醉方法,医源性疾病在老年人群中更常见。

- 急性疾病表现为非典型性,如谵妄或跌倒。

- 静息性疾病可因急性疾病而加重,如心力衰竭可能因肺炎而发生,原来的神经系统症状在发生急性感染时可能变得更加明显。

- 老年人群的一些临床表现不一定是病理的:颈强直、肺基底部有细湿啰音、皮肤肿胀减轻,以及菌尿。其尿路感染不能仅仅通过尿检来诊断。

临床决策应该始终以个体为基础,而不是仅以年龄为基础。然而,人们必须在没有年龄歧视的情况下获得高质量照护的权利,以及避免激进但最终徒劳的干预的智慧。让有经验的医生参与困难的决策通常是有帮助的。

重症监护的益处和局限性

生理紊乱和需要住进ICU不是一回事。对所有患者来说,住进ICU并不符合他们的最大利益。相反,他们可能需要适合的病房照护,甚至姑息照护[21]。这一决定是基于预后证据、临床经验(如识别某人何时死亡)和接受患者表达的任何愿望。重症(3级)监护可以支持当有可能发生可逆性疾病时衰竭的器官系统,适用于患者需要单独的高级呼吸支持,或者至少两个衰竭的器官系统。高依赖性(2级)监护适用于需要详细观察的患者,或者对一个衰竭的器官系统进行干预。

对于大多数从未在 ICU 工作过的医务人员来说,他们对可得到的益处和局限性很难理解。有急性可逆性疾病的患者如果尽早入院而不是推迟入院,从重症监护获得的益处最大。在联系 ICU 团队之前等待患者病情加重是没有生理学意义的,并且没有证据。另一方面,住进 ICU 并不能保证取得成功。有些患者可能病情很重,不太可能康复,即使有强有力的器官支持。英国的急诊患者住进 ICU 的总死亡率约为 25%,但这一比例在不同的单位和不同的患者群体之间有所不同[14,22]。所有可能住院的患者应该由经验丰富的医生进行评估。没有住进 ICU 的患者应该有一个清晰的计划和恰当的病房照护。

沟通和重症疾病

近年来,医疗越来越注重提高患者安全的系统和流程。患者安全的一个重要方面是"人为因素"——人们如何互动及其中的技巧。良好的沟通能力,团队合作精神和情景意识在成功管理急症患者的过程中,像拥有良好的医学知识和技能一样重要。

曾经一位新来的医生问他的上级医生如何治疗摄入过多 β 受体阻滞剂的患者。这位上级医生一边听一边写笔记。另一位旁边的上级医生问:"你是什么意思,脉搏和血压是多少?"新来的医生回答:"脉搏 30,血压无法测量。"两位上级医生都冲到患者床边。良好的沟通很重要。SBARR 是一个简单的用于同事之间沟通重症患者的谈话时的系统,尤其是在电话里(框 1.4)。

清楚地告知患者当前的生命体征和关键检查结果是让接听者知道病情有多紧急的唯一方法。你的同事可能都听到了他需要知道的,并已在来的路上,或者他可能想先了解更多的细节。无论哪种方式,重要的是要清楚地沟通需要什么帮助,特别是如果你希望让你的同事过来看患者。资深的住院医生应该总是了解所有重症患者的病情,无论是否需要他的专业知识。

后面的章节描述了评估和管理成年急症患者的理论。其目的是作为积累经验和实践培训的基础。理解和实践好基础知识是良好急症照护的本质。良好的急症照护甚至可以总结为"正确的氧气、正确的液体,以及在正确的时间提供正确的帮助"。

希望在本书结束时,你可以更好地了解这意味着什么,对常见的临床表现有更好的理解。这些简单的事情可以对你的患者产生重大的影响。

框 1.4　SBARR 沟通系统

(S)情况

说明你是谁,你在哪里,为什么打电话。

(B)背景

总结患者的相关病史。

(A)评估

告知患者的生命体征和关键检查结果。

(R)建议

清楚地说明你接下来想要做什么。

(R)反馈

接听者应该总结他们认为你所说的和他们打算要做的。

病例:

你好,我是 X 医生,在 1 号病房呼叫,我认为有个患者需要转入 ICU。Joe Bloggs,45 岁,无既往病史,因社区获得性肺炎住院,今天早上的 NEWS2 评分是 3。在这一天中,他的氧气需求一直在上升,尽管经过液体试验但现在血压仍很低。

他目前的生命体征:警觉,血压 90/50,心率 110 次/分,通过储氧袋给予 15L/min 氧气 SpO_2 为 89%,呼吸频率 26,体温 38℃。再次胸部 X 线片显示右肺实变加重,又一次血气分析显示……如果你能马上来评估他,我将不胜感激。

关键点:有风险的患者

- 复苏是指当患者出现严重异常生命体征时,能够识别并有效地进行干预。
- 大量的研究表明,当住院患者病情恶化时,我们的系统就会失效。
- 早期有效的干预可以改善预后和重症监护的资源使用率。
- 生理紊乱与需要住进 ICU 不是一回事。所有患者应由资深医生进行评估。
- 为了与同事清晰地沟通重症患者,可使用 SBARR。
- 如果患者病情严重,一定要通知资深住院医生。

(董玲玲　姜京玉　孙艳　译)

参考文献

1　Resuscitation Council UK and Intensive Care National Audit and Research Centre (ICNARC). Key statistics from the national cardiac arrest audit 2017/18. https://ncaa.icnarc.org/Home (Accessed October 2019).

2　Diem SJ, Lantos JD, Tulsky JA. Cardiopulmonary resuscitation on television. Miracles and misinformation. *N Engl J Med* 1996; 334: 1578–1582.

3 Schein RM, Hazday N, Pena N, Ruben BH. Clinical antecedents to in-hospital cardiopulmonary arrest. *Chest* 1990; 98: 1388–1392.

4 Franklin C, Matthew J. Developing strategies to prevent in-hospital cardiac arrest: analysing responses of physicians and nurses in the hours before the event. *Crit Care Med* 1994; 22: 244–247.

5 McQuillan P, Pilkington S, Allan A et al. Confidential enquiry into quality of care before admission to intensive care. *BMJ* 1998; 316: 1853–1858.

6 McGloin H, Adam SK, Singer M. Unexpected deaths and referrals to intensive care of patients on general wards: are some potentially avoidable? *J R Coll Physicians* 1999; 33: 255–259.

7 National Confidential Enquiry Into Patient Outcome and Death. Themes and recommendations common to all hospital specialties. NCEPOD, 2018. https://www.ncepod.org.uk/CommonThemes.html (Accessed October 2019).

8 Goldhill DR, McNarry AF. Physiological abnormalities in early warning scores are related to mortality in adult inpatients. *Br J Anaesth* 2004; 92(6): 882–884.

9 Subbe CP, Kruger M, Rutherford P, Gemmel L. Validation of a modified early warning score in medical admissions. *Q J Med* 2001; 94: 521–526.

10 Ball C, Kirkby M, Williams S. Effect of the critical care outreach team on patient survival to discharge from hospital and readmission to critical care: non-randomised population based study. *BMJ* 2003; 327: 1014–1017.

11 Aneman A, Frost SA, Parr MK, Hillman KM. Characteristics and outcomes of patients admitted to ICU following activation of the medical emergency team: impact of introducing a two-tier response system. *Crit Care Med* 2015; 43(4): 765–773.

12 Royal College of Physicians. National Early Warning Score (NEWS) 2: Standardising the assessment of acute illness severity in the NHS. Updated report of a working party. London: RCP, 2017.

13 Safar P. Critical care medicine – quo vadis? *Crit Care Med* 1974; 2: 1–5.

14 Audit Commission. Critical to success – the place of efficient and effective critical care services within the acute hospital. London, October 1999.

15 Department of Health. Comprehensive Critical Care – a review of adult critical care services. London, May 2000.

16 Lyons RA, Wareham K, Hutchings HA et al. Population requirement for adult critical care beds: a prospective quantitative and qualitative study. *Lancet* 2000; 355(9024): 595–598.

17 Royal College of Physicians of London. Working party report on the interface between acute general [internal] medicine and critical care. London, May 2002.

18 Jones R. Trends in critical care bed numbers in England. *Br J Healthc Manag* 2018; 24(10): 516–517.

19 McNeill G, Bryden D. Do either early warning systems or emergency response teams improve hospital patient survival? A systematic review. *Resuscitation* 2013; 84(12): 1652–1667.

20 Office for National Statistics. Changes in the older resident care home population between 2001 and 2011. ONS, 2014. https://www.ons.gov.uk (Accessed October 2019).

21 Khan I, Ridley S. Intensive care – who benefits?. *JICS* 2014; 15(4): 297–303.

22 Anderson FH, Flaatten H, Klepstad P, Romild U, Kvale R. Long-term survival and quality of life after intensive care for patients aged 80 years of age or older. *Ann Intensive Care* 2015; 5(13). DOI https://doi.org/10.1186/s13613-015-0053-0.

推荐阅读

IMPACT course (ill medical patients acute care and treatment) recommended by the UK Joint Royal Colleges of Physicians Training Board. https://impactmedical.org/ (Accessed October 2019).

CCrISP course (care of the critically ill surgical patient) by the Royal College of Surgeons of England and Edinburgh. https://www.rcseng.ac.uk/education-and-exams/courses/search/care-of-the-critically-ill-surgical-patient-ccrisp/ (Accessed October 2019).

第 2 章

氧气疗法

学习完本章,你可以掌握以下内容:

- 下达氧气疗法医嘱。
- 了解输送氧气的不同设备。
- 能够描述 $PaCO_2$ 上升的原因。
- 了解脉搏血氧测量的局限性。
- 了解氧气输送的原理。
- 应用到临床实践中。

关于氧气的神话

1777 年,Joseph Priestley 描述了氧气。氧气已成为医疗实践中最常见的药物之一。然而,对氧气疗法的描述通常不准确,医嘱也各不相同,人们知之甚少。2000年,我们进行了两次关于氧气疗法的调查。第一个是调查英国某大型地区综合医院术后患者的氧气医嘱。经研究发现,有几十种可以下达氧气医嘱的方法,而这些医嘱很少被执行。第二个是询问了在急症病区工作的 50 名合格的医护人员有关氧气面罩的问题,以及每种面罩输送的氧气浓度[1]。他们还被问及哪种面罩在一系列临床情况下是最适合的。答案显示许多员工无法说出不同类型的氧气面罩的名字,对氧气流量和浓度之间的差别知之甚少,很少有员工了解 $PaCO_2$ 升高最常见的原因与氧气疗法无关。

对氧气疗法的误解是普遍存在的,其结果是许多患者得到的治疗效果欠佳。然而,氧气是一种具有正确浓度和副作用的药物。

低氧血症和缺氧

低氧血症的定义是动脉血氧低于正常水平,$PaO_2 < 8.0kPa(60mmHg)$或血氧饱和度<93%。动脉血氧的正常范围为 11~14 kPa(85~105mmHg),老年时会降低。缺氧是指组织中的氧含量低于正常水平,导致器官损伤。发绀是低氧血症一个不可靠的指标,其取决于血红蛋白的浓度。

低氧血症的主要原因是:

- 换气不足。
- 通气/血流不匹配。
- 肺内的分流。

以上内容将在第 4 章进一步讨论。组织缺氧也可以由循环异常和氧利用受损而引起,如脓毒症(将在第 6 章进一步讨论)。

低氧血症的症状和体征包括:

- 发绀。
- 呼吸困难。
- 头痛。
- 心动过速/心悸。
- 不安。
- 意识模糊。
- 先高血压后低血压。
- 意识水平降低。

氧气疗法的目的是纠正肺泡和组织缺氧,使没有高碳酸血症呼吸衰竭风险人群的 PaO_2 达到至少 8.0kPa(60mmHg)或血氧饱和度至少为 93%。将血氧饱和度设定为 100%是没有必要的和浪费的。

氧气疗法

英国胸科协会(BTS)发布了成人在医疗和急诊场所使用氧气的指南,已得到22 个专业协会的认可[2]。该指南建议,除了有高碳酸血症呼吸衰竭风险或接受临终姑息照护的患者外,所有急症患者均以达到正常或接近正常的血氧饱和度为目标。

除了故意给予"过多"氧气的特定治疗情况外(如一氧化碳中毒、丛集性头痛、镰状细胞危象和气胸),氧气只应用于治疗低氧血症,而不是呼吸困难或急性疾病本身。BTS 指南建议,对于所有患者,应达到 94%~98%的目标血氧饱和度,对于某些有高碳酸血症呼吸衰竭风险的患者,应达到 88%~92%。所有住院的患者都应在入院时设定一个目标范围。该指南还指出,应对员工进行使用不同氧气输送设备的培训(图 2.1)。

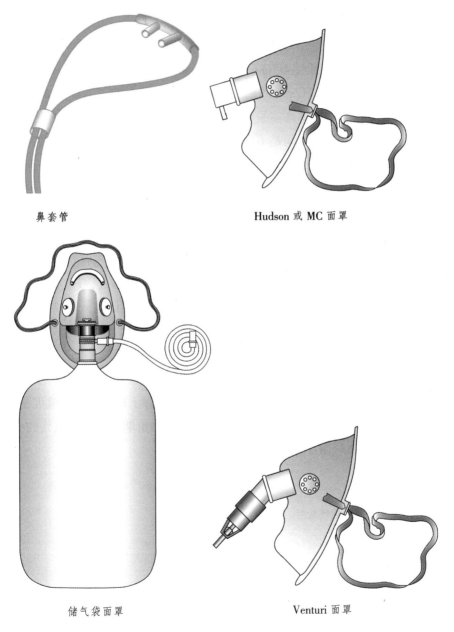

鼻套管　　　　　　　　　　　　　　　Hudson 或 MC 面罩

储气袋面罩　　　　　　　　　　　　　Venturi 面罩

图 2.1　不同的氧气面罩。Source:Reproduced with permission from Intersurgical Complete Respiratory Systems, Wokingham, Berkshire.

氧气面罩根据是提供一定比例还是全部通气的需求被分为两组:

- 低流量面罩:鼻套管、Hudson(或 MC)面罩、储气袋面罩。
- 高流量面罩:Venturi 面罩。

任何氧气输送系统应该是可以湿化的。

鼻套管

鼻套管因其方便和舒适而常用。有时也会使用鼻导管(用海绵将一根管子插入鼻孔)。氧流量通常不超过 4L/min,因为这样患者往往难以忍受。如果你仔细观察鼻套管的包装,会看到2L/min 的氧气通过鼻套管输送的氧气浓度是28%。这句话对患者的肺生理学做出了许多假设。实际上,通过鼻套管输送的氧气浓度在患者之间和同一患者的不同时间是不同的。浓度受一些因素的影响,如患者解剖无效腔和吸气流速峰值。

如果你深吸一口气,你将在 1 秒钟内吸入大约 1L 的空气。这是相当于 60L/min 的吸气流速。吸气流速随呼吸周期的变化而变化,因此会有一个吸气流速峰值。正常的吸气流速峰值是 40~60L/min。但是想象一下某个时刻吸气流速是恒定的。如果一个人的吸气流速是 30L/min,通过鼻套管给他 2L/min 的氧气,他将吸入 2L/min 的纯氧和 28L/min 的空气。如果同一个人改变他的呼吸模式,吸气流速上升到 60L/min,他将吸入 2L/min 的纯氧和 58L/min 的空气。换句话说,一个吸气流速较高的人吸入的氧气相对较少,一个吸气流速较低的人吸入的氧气相对较多。所有低流量面罩都具有这种特性,因此输送的氧气浓度是不同的。

表 2.1 列举了鼻套管在不同流速下的理论氧气浓度。这些浓度是一个粗略的指导,适用于一个普通的健康人。但是因为鼻套管实际上输送的氧气浓度是不同的,有几个病例报道了慢性阻塞性肺疾病(COPD)[3]加重期间低流量氧气的危险,当吸气流速低时,氧气浓度却更高。

表2.1　鼻套管的理论氧气浓度

氧流量(L/min)	吸入氧浓度(%)
1	24
2	28
3	32
4	36

Hudson(或 MC)面罩

Hudson(或 MC)面罩(以 Mary Catterall 的名字命名,但也被认为是"中等浓度"),有时也被称为"简易面罩"。据说,当氧气流速设置为 10~15L/min 时,它们可以提供大约 50%的氧气。面罩提供一个额外的 100~200mL 的储氧器,这就是为什么其输送的氧气浓度比鼻套管高。然而,就像鼻套管一样,输送的氧气浓度不同取决于吸气峰值流速及面罩的贴合程度。重要的是(通常不被所知),如果设置的氧气流速<5L/min 时,就会发生明显的二氧化碳再呼吸,因为呼出的空气可能没有从面罩中充分溢出。如果需要<5L/min 的低流量氧气,应使用鼻套管。

储气袋面罩

储气袋面罩在设计上与 Hudson 面罩相似,增加了 600~1000mL 的储气袋可以进一步增加氧气浓度。据说储气袋面罩在 10~15L/min 时可以输送的氧气浓度为 80%,但这也因人而异,取决于吸气峰值流速及面罩的贴合程度。有两种类型的储气袋面罩:部分再呼吸面罩和非再呼吸口罩。部分再呼吸面罩可以储存氧气供应,如果带着氧气瓶会很有用。患者呼出气体的前 1/3 充满储气袋,但这主要是来自解剖无效腔,几乎不含二氧化碳。然后患者吸入呼出气体和新鲜气体(主要是氧气)的混合物。之所以叫非再呼吸面罩,是因为呼出的气体通过单向阀从面罩侧面排出,并通过另一个单向阀防止进入储气袋。因此,患者只能吸入新鲜气体(主要是氧气)。当使用这两种储气袋面罩时,储气袋应在患者使用之前充满氧气,每一次呼吸不应超过 2/3,以保证储气袋放气有效。如果氧气流速和储气袋不能满足吸气流速要求特别高的患者的呼吸需求,袋子可能会塌陷,患者的氧合会受到影响。为了防止出现这种情况,储气袋面罩必须在至少 10L/min 的氧气条件下使用,有些还配备了弹簧阀,必要时可以打开,并允许室内空气进入。

患者不可能通过任何面罩接受 100%的氧气,原因很简单,患者和面罩之间有缝隙。通常会进入空气。

鼻套管、Hudson 面罩和储气袋面罩输送的氧气浓度是可变的。它们都被称为低流量面罩,因为它们输送的最高气流是 15L/min,而患者的吸气流速可能更高。重要的是应意识到低流量并不一定意味着低浓度。

Venturi 面罩

另一方面,Venturi 面罩是高流量面罩。Venturi 阀利用 Bernoulli 原理可以将气流增加到患者的吸气流速峰值之上(这就是为什么这些面罩会发出更多的噪声）。吸气模式变化不会影响输送的氧气浓度，因为气流足够高可以满足患者对吸气峰值的需求。

Bernoulli 观察到流体速度在狭窄时增加。这种情况当你把拇指放在花园水管的末端时就会发生。如果你从上往下看 Venturi 阀，你会看到一个小孔。氧气通过狭窄处后，突然增宽的区域会产生压力梯度，从而增加了气体和室内空气进入的速度（图2.2）。患者的面部有恒定的空气/氧气混合物，其流速高于正常吸气峰值流速。所以呼吸模式的改变不会影响氧气浓度。有两种类型的 Venturi 系统：颜色编码的阀门面罩和可变模式。用颜色编码的阀门面罩（编号为24%、28%、35%、40%和60%），每一个都设计成当设定合适流速时输送固定百分比的氧气。为了改变氧气浓度，阀门和流量都必须改变。每种阀门的孔的尺寸和氧气流量都是不同的，因为它们经过相应的计算。可变模式通常与湿化氧气回路联合。孔是可调节的，氧气流速是根据所需的氧气浓度设置的。

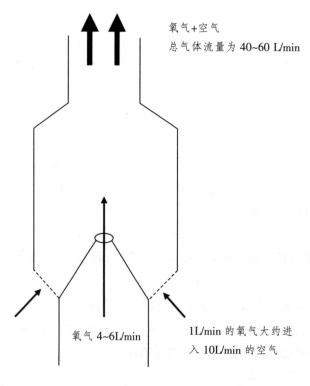

氧气+空气
总气体流量为 40~60 L/min

氧气 4~6L/min

1L/min 的氧气大约进入 10L/min 的空气

图2.2 28%的 Venturi 面罩。不可压缩流体的 Bernoulli 方程指出 $1/2\ pv^2+P=$常数 （这里 p 是密度），所以如果气体的压强(P)下降，则获得速度(v)。当气体通过 Venturi 阀门时，由于面积的增加，阀内压强突然下降。气体的流速根据上述方程增加，并因此带入空气。

Venturi 面罩是需要控制氧气疗法的患者的首选。吸入氧气的浓度是由面罩决定的,而不是由患者的特征决定的。氧气流量的增加会增加总的气体流量,但不会增加氧气浓度。然而,当吸入氧气浓度超过 40% 时,Venturi 系统可能仍然没有足够的总气体流量来满足患者的高吸气需求。表 2.2 列举了各种 Venturi 面罩的流速,图 2.3 显示了总流速较低对吸气需求高的患者的影响。

表 2.2　Venturi 面罩流速

Venturi 阀门颜色	吸入氧气浓度 (%)	氧气流量 (L/min)	总气体流量 (L/min)
蓝色	24	2~4	51~102
白色	28	4~6	44~67
黄色	35	8~10	45~65
红色	40	10~12	41~50
绿色	60	12~15	24~30
湿化回路	85	12~15	15~20

Source:Data from Intersurgical Complete Respiratory Systems, Wokingham, Berkshire.

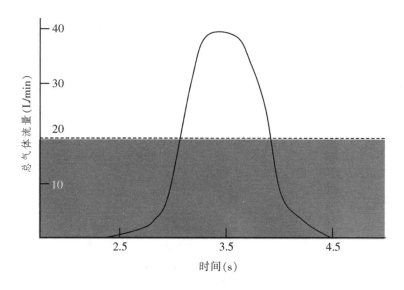

图 2.3　吸气需求高的患者的总流速较低。Venturi 湿化氧气回路设置为 85%,氧气流量为 15L/min (总气体流量为 20L/min)。曲线显示患者的吸气气流类型,吸气流速峰值为 40L/min。总气体流量仅为 20L/min,因此在吸气循环部分,患者主要呼吸空气。这将整体吸入的氧气浓度降低到 60% 左右。Source:Data provided by Intersurgical Complete Respiratory Systems, Wokingham, Berkshire.

氧气湿化

正常情况下,吸入的空气通常由鼻咽加热并湿化到近90%。应用干燥氧气会降低吸入气体中的水分含量,如果是绕过鼻咽的人工气道会降低得更多。这可能导致纤毛功能障碍、黏液运输受损、分泌物滞留、肺不张,甚至导致细菌浸润肺黏膜和肺炎。应给予湿化的氧气以避免发生这种情况,当长时间使用高浓度氧气时,以及在肺炎或术后呼吸衰竭咳痰时,使用湿化的氧气尤为重要。

流量与浓度

总之,流量和浓度是不一样的。低流量面罩可以输送高浓度氧气,高流量面罩可以输送低浓度氧气。因此,在讨论氧气疗法时应该使用"高浓度"和"低浓度"这两个术语。此外,当给予指示或下达氧气疗法的医嘱时,需要两部分:面罩的类型和流量。你不能简单地说"28%",因为这是没有意义的,有人可能认为这意味着28%的Venturi面罩,另一个可能认为这意味着通过鼻套管2L/min。如果患者COPD病情加重,这种差异会很重要。

为什么有这么多不同类型的氧气面罩?鼻套管方便舒适。患者戴上鼻套管后,可以轻松地说话、进食、饮水。储气袋口罩能输送最高浓度的氧气,应该预备在急诊区域。固定浓度的氧气对于许多患者来说是很重要的,像湿化的氧气一样。由于Venturi面罩输送的氧气浓度范围为24%~60%,一些医院部门选择不储备Hudson面罩,以避免因为氧气输送系统太多而引起潜在混乱。表2.3显示了哪种面罩在不同的临床情况下是合适的,图2.4显示了急症患者氧气疗法的简单指南。氧气疗法应该以目标为导向。合适的患者应该在合适的时间内接受适量的氧气。

表2.3　哪种面罩适用于哪种患者?

氧气面罩	临床情况
鼻套管(2~4L/min)	其他生理指标(生命体征)正常的患者 例如,轻度SpO_2降低,长期氧气疗法
Hudson面罩(>5L/min)或储气袋面罩(>10L/min)	需要高浓度但不需要控制的氧气 例如,严重哮喘、急性左心室衰竭和肺炎
Venturi面罩	需要控制氧气疗法 例如,有高碳酸血症呼吸衰竭风险的患者(COPD、肥胖伴低通气综合征、慢性肌肉骨骼病,或神经系统紊乱)

氧气疗法适用于：

- 低氧血症
- 医生指示的其他情况

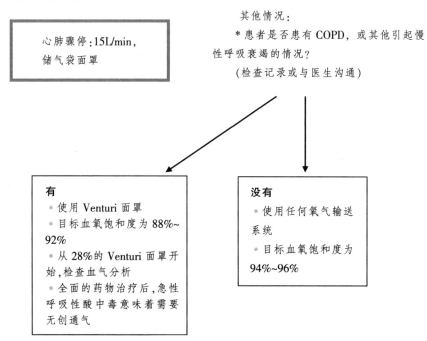

其他情况：

　* 患者是否患有 COPD，或其他引起慢性呼吸衰竭的情况？

　(检查记录或与医生沟通)

心肺骤停：15L/min，储气袋面罩

有
- 使用 Venturi 面罩
- 目标血氧饱和度为 88%~92%
- 从 28% 的 Venturi 面罩开始，检查血气分析
- 全面的药物治疗后，急性呼吸性酸中毒意味着需要无创通气

没有
- 使用任何氧气输送系统
- 目标血氧饱和度为 94%~96%

图 2.4　急症患者进行氧气疗法的简单指南。在理想情况下，鼻套管不应该用于 COPD 的严重急性加重，因为它们输送的氧气浓度是变化的。

氧气疗法有害吗？

　　长期以来，无论患者的血氧饱和度如何，都要给他们吸氧，这是一种规范，有时在课程中也会教授[4]。但越来越多的证据表明，在某些情况下输入过多的氧气是有害的。

　　高氧血症有时会有副作用。其增加了全身的血管阻力，这可能对一些患者(如心肌梗死和脑卒中)是不利的。2018 年发表的一项临床实践指南，基于对文献的系统综述，当 SpO_2 高于 96% 时氧气会增加死亡率，建议所有患者的目标血氧饱和度不高于 96%[4]。对于心肌梗死和脑卒中患者，如果初始 SpO_2 高于 92%，建议不要开始氧气疗法。

　　长时间暴露于高浓度氧气(50% 以上)可导致肺不张和急性肺损伤，通常是在 ICU 环境中。吸收性肺不张的发生是因为氮气被排出肺泡，氧气很容易被血液吸

收,导致肺泡塌陷。急性肺损伤被认为是由氧自由基引起的。氧气也是可燃的。依附在氧气上会阻碍其流动性。还有一些慢性呼吸衰竭的患者在氧气浓度高时可能出现高碳酸血症,这一事实在本科医学教学中通常会被强调。

但是低氧血症会导致死亡。下文将详细讨论高碳酸血症的原因,特别是涉及氧气疗法时,以及紧急氧气疗法在慢性呼吸衰竭患者中的作用,尤其是 COPD。

高碳酸血症和氧气疗法

从生理学角度来看,$PaCO_2$ 升高的原因如下:

- 肺泡通气不足(肺泡通气是通气中需要气体交换的参与部分;这与呼吸频率降低是不同的)。
- 通气/血流(V/Q)不匹配。当血液流动增加到肺通气不足的区域时,PaO_2 下降,$PaCO_2$ 上升,患者不能通过整体肺泡通气的增加得到补偿。
- 二氧化碳生成增加(如脓毒症、恶性高热和碳酸氢钠输注)导致患者不能通过整体肺泡通气的增加得到补偿。
- 吸入 $PaCO_2$ 增加(如对着纸袋呼吸)。

图 2.5 显示了疾病对呼吸肌负荷和呼吸肌力量的影响,而不平衡会导致肺泡通气不足和高碳酸血症。呼吸肌负荷随着阻力的增加而增加(如上气道或下气道阻塞),顺应性降低(如感染、水肿、肋骨骨折或肥胖),以及呼吸频率增加。呼吸肌力量的降低可以由神经呼吸通路的任何部分的问题而引起,运动神经元病、Guillain-Barré 综合征、重症肌无力、危重型多发性神经病变/肌病,或电解质异常(低钾、低镁、低磷或低钙)。重要的是意识到肺泡换气不足通常发生在(但无效)呼吸频率高,而不是全通气不足(呼吸频率降低),通常由阿片类药物过量引起。

通气问题是住院患者中导致高碳酸血症最常见的原因之一。病例包括用药过

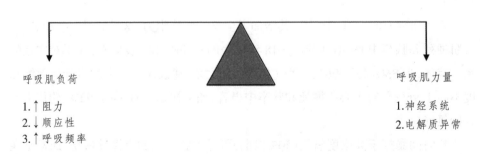

呼吸肌负荷

1. ↑ 阻力
2. ↓ 顺应性
3. ↑ 呼吸频率

呼吸肌力量

1. 神经系统
2. 电解质异常

图 2.5 呼吸肌负荷与力量的平衡。

量导致的气道阻塞患者、"疲惫"的哮喘患者、肺炎伴肥胖患者、从麻醉中恢复过来的剖腹手术患者、伴有肋骨骨折和肺挫伤的创伤患者，伴有急性呼吸窘迫综合征的胰腺炎患者、在冠状动脉监护室的急性肺水肿患者等。

在上面列出的所有病例中，氧气疗法不是高碳酸血症的原因。

慢性高碳酸血症发生的情况有很多，病例包括严重的胸壁畸形、病态肥胖，以及神经系统疾病导致的肌无力。COPD 慢性高碳酸血症的原因尚不清楚，但被认为包括呼吸的低化学驱动、遗传因素，以及由于适应呼吸工作增加而导致的获得性驱动丧失。COPD 的慢性高碳酸血症往往发生在第 1 秒用力呼气容积（FEV_1）< 1L 时。

为了便于解释，这里将使用"二氧化碳潴留"一词来描述给予慢性呼吸衰竭患者高浓度（或非控制）氧气疗法时的急性高碳酸血症。"通气衰竭"将用于描述其他原因引起的急性高碳酸血症。

CO$_2$ 潴留

1949 年，1 例肺气肿患者接受氧气疗法后陷入昏迷，但是停止吸氧后迅速恢复[5]。1954 年，在接受氧气疗法的 35 例 COPD 患者中，26 例通气降低，伴有 $PaCO_2$ 升高，pH 值下降。基线 PaO_2 正常的患者没有出现这些变化[6]。在进一步的研究中，人们发现停止和开始氧气疗法分别导致 $PaCO_2$ 下降和上升[7]。这些早期的试验使得 Campbell 提出"缺氧驱力"的概念[8]，今天在医学院校经常讲授。教学内容是这样的：$PaCO_2$ 的变化是正常人群通气的主要控制因素之一。长期 $PaCO_2$ 过高患者大脑中的化学感受器会变得迟钝，患者依靠低氧血症来刺激通气，这通常只在高海拔或患病时才会发生。如果给这些患者过多的氧气，他们的"缺氧驱力"就会消失，通气降低，$PaCO_2$ 升高，导致 CO$_2$ 麻醉，最终呼吸暂停。

不幸的是，当慢性呼吸衰竭患者接受非控制氧气疗法时，缺氧驱动并不是导致 $PaCO_2$ 升高的原因。随后的研究推翻了这一理论，现在人们认为，通气/血流比值在 CO$_2$ 潴留的病因中起重要作用。缺氧血管收缩是肺正常的生理机制[9]。当给予慢性低氧血症患者氧气疗法时，这种逆转可导致通气/血流比值的变化。$PaCO_2$ 升高是因为含有更多 CO$_2$ 的血液输送到通气不好的肺区域。一个有正常呼吸化学驱动力的人，可以整体增加肺泡通气以代偿。但如果呼吸化学驱动受损（如 COPD 患者），或者增加通气的机制缺陷，或者疲劳，就不能这样做。换句话说，通气/血流比值的变化再加上无法代偿，就是 CO$_2$ 潴留的原因。研究未能显示出分钟通气量降低来解释这种现象，尽管它可能以某种方式做出贡献[10, 11]。氧气也会导致红细胞的

CO_2 离解曲线细胞右移（Haldane 效应），而在不能通过增加肺泡通气来进行代偿的严重 COPD 患者中，这也会导致 CO_2 潴留[12]。

哪些患者有 CO_2 潴留的风险？答案是慢性呼吸衰竭患者。它不只是"COPD"的标签，也会发生在其他疾病中，而是慢性呼吸衰竭的存在，这很重要。一些 COPD 患者在生理上是相当正常的。这可能解释了一些研究发现，当 COPD 加重患者给予高浓度氧气治疗时，$PaCO_2$ 没有明显的变化。在一项研究中，$PaO_2<6.6kPa$（50mmHg）并且 $PaCO_2>6.6kPa$（50mmHg）的患者随机接受氧气疗法后，PaO_2 达到 6.6kPa 或 9kPa 以上（70mmHg）。尽管 PaO_2 存在显著差异，但两组的死亡率、通气需求、住院时间、$PaCO_2$ 或 pH 值无显著差异。在较高的氧气疗法组可能有改善结局的趋势[13]。

一半的 COPD 急性加重住院患者有可逆的高碳酸血症[14, 15]。换而言之，这些人患有急性而非慢性呼吸衰竭。无创通气已被证明对急性呼吸衰竭或慢性呼吸衰竭急性发作是一种成功的治疗方法，可降低死亡率和缩短住院时间[16]。你如何判断一例 COPD 患者的 $PaCO_2$ 升高是因为氧气疗法（CO_2 潴留）还是因为他们生病（通气衰竭），这是否重要，因为治疗本质上是一样的：根据血气分析进行控制氧气疗法，药物治疗和必要时的通气？

表 2.4 是 CO_2 潴留患者与伴有通气衰竭的 COPD 患者临床差异的简易指南。当然，很多患者也会介于这两种极端情况，但它仍然是一个有用的指南，特别是在教学方面。

住院的 COPD 患者中有 1/5 患有呼吸性酸中毒。酸中毒越严重，死亡率越高。

表 2.4　COPD 患者因氧气疗法导致的 CO_2 潴留与通气衰竭比较

可能是 CO_2 潴留	可能是通气衰竭
通常呼吸困难而受到限制	通常不受呼吸困难的限制
肺心病或红细胞增多症	没有慢性低氧血症的迹象
$FEV_1<1L$	FEV_1 良好
家用雾化吸入器和（或）家用氧气	只用吸入器
健康时血气分析异常	健康时血气分析正常
入院血气分析显示 pH 值和标准碳酸氢盐或 BE 符合慢性呼吸衰竭	入院血气分析显示 pH 值和标准碳酸氢盐或 BE 不符合慢性呼吸衰竭
非重症	重症
可以呼吸空气	胸部运动无或弱
	可疑诊断 COPD
	胸部 X 线片显示肺水肿或严重肺炎

其中一些患者酸中毒可能是由非控制的氧气疗法引起,因为一部分酸中毒患者在到达医院后迅速死亡[17],尽管这也可能与使用支气管扩张剂有关。指南建议使用 Venturi 面罩联合脉搏血氧仪治疗 COPD 患者的恶化,直到可从动脉血气中获得进一步的信息[18]。尽管有这样的指南,COPD 的氧气疗法仍具有争议。这可能是因为 COPD 患者构成了一个生理多样化的群体,因此可以没有"规则"。例如,2002 年, *Clinical Medicine* 杂志发表了一篇关于氧气疗法的审查报告,分析了 101 例 COPD 急性加重的患者[19],57% 的患者在前往医院的途中接受了超过 28% 的氧气疗法。从上救护车到第一次动脉血气时间的中位数是 1 小时。一半的患者被救护人员误诊为"哮喘"。颇具争议的是,审查发现超过 28% 接受氧气疗法的患者住院死亡率更高,据推断存在因果关系。这篇文章发表之后,两名重症监护专家发表了一封措辞强硬的信,值得一读[20]。他们强烈反对文章里的假设,并指出几乎所有涉及 COPD 急性加重的研究都忽略了结果比较的基础缺陷,只提到 pH 值、$PaCO_2$ 和 PaO_2。众所周知,基础缺陷与死亡率密切相关[21],忽略其结果的研究是没有意义的。他们最后说,"我们经常到急诊科治疗 COPD 急性加重的患者,尽管 $PaCO_2$ 较高,但我们还是常规使用高浓度氧气,并结合机械通气(有创或者无创),因为他们的主要问题是疲劳,常因费力表浅呼吸、无力咳嗽和痰液潴留而合并肺不张,而不是有些无法预知的缺氧驱动力的丧失。让他们保持低氧血症(即低于正常基线),从而进一步挣扎和疲劳,这违背了心肺复苏和良好的临床实践的所有原则。值得注意的是,我们的患者通常表现得很好"。

"当 COPD 急性加重时应该给予多少氧气?"因此这个问题的答案是:足够,密切监测,并与其他治疗相结合。

总结:

- 在住院患者中,高碳酸血症最常见的原因之一是引起通气衰竭的急性疾病。这和氧气疗法无关。

- 对于慢性呼吸衰竭的患者,首先使用 28% 的 Venturi 面罩,根据血气调整氧气疗法(图 2.4)。

- 控制性氧气疗法、药物治疗和通气用于治疗 COPD 急性加重期的急性呼吸性酸中毒($PaCO_2$ 升高导致 pH 值降低)。

脉搏血氧仪

脉搏血氧仪的工作原理是光被溶液吸收,吸收的程度与溶液的摩尔浓度有关。Lambert 和 Beer Laws 对其进行了描述。氧合血红蛋白（HbO_2）和脱氧血红蛋白（Hb）在特定波长光（660nm 和 940nm）下有不同的吸收率。血氧仪有两种测量方法来测定血红蛋白血氧饱和度：共用血氧仪或脉搏血氧仪。共用血氧仪溶解血液，是大多数血气分析仪的组成部分。它测量 SaO_2。脉搏血氧仪由外围探针、中央处理器和显示装置组成。它测量 SpO_2。脉搏血氧仪探针的两个发光二极管透射红色和红外光谱中的独特光脉冲，吸光度由另一侧的光电二极管测量，可以计算 HbO_2 和 Hb 的浓度，从而可以计算血红蛋白血氧饱和度。这是"功能性"饱和，然后进行进一步计算，以说明血红蛋白的种类。探头能够校正环境光线。因为血流是脉动的，所以被照亮的信号由一个"交流"部分和一个"直流"部分组成（这代表光被组织和静止的血液吸收）。虽然交流部分是总信号的一小部分，它是准确性的主要决定因素，这就解释了为什么在低灌注状态下脉搏血氧仪不准确（图 2.6）。

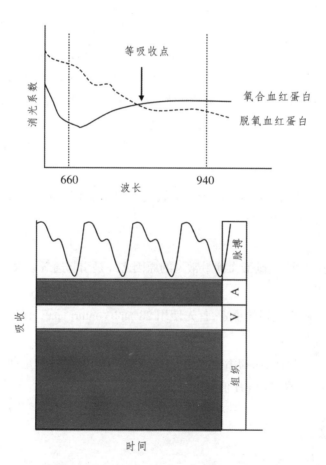

图 2.6 脉搏血氧仪中的吸收情况。吸收的组成：组织、静脉血（V）、动脉血（A）和搏动动脉血。

血氧仪的校准由制造商使用最初人类志愿者获得的数据。在志愿者吸入不同的氧气浓度时，测量 SpO_2。正因为如此，只有在 80%~100%血氧饱和度时是准确的，因为低于这一值校准血氧仪是不道德的。

血氧饱和度通过氧解离曲线与动脉血氧含量（PaO_2）间接相关。重要的是要记住这个间接关系，因为 SpO_2 受几个内部因素（图 2.7）和外部因素的影响，如下所示。同样重要的是，要记住 SpO_2 只是测量氧合，而不是通气。

脉搏血氧仪的技术局限性包括如下：

- 运动假象，过度的运动（如在救护车的后面）会干扰信号。
- 荧光灯的外部光线和屏蔽不良探头也会干扰信号。
- 不合适的探头可能会给出虚假的读数。
- 注射的染料，如亚甲蓝，可以干扰 SpO_2 读数几个小时。
- 深色指甲油和凝胶指甲会干扰信号。
- 贫血，当血红蛋白为 8g/dL 时，血氧饱和度被低估 10%~15%，尤其在较低

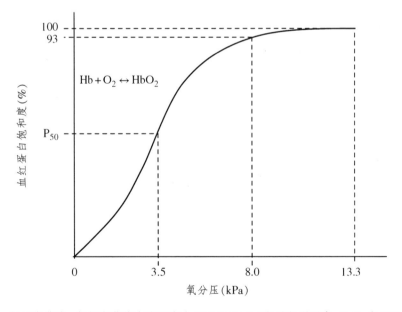

图 2.7 氧解离曲线。氧解离曲线在饱和度为 93%（8.0 kPa）之后急剧下降。SpO_2 为 93%或以下为异常，需要评估。曲线右移包括发热，2, 3–二磷酸甘油酸升高，酸中毒（由 pH 值引起的位移称为 Bohr 效应）。这意味着 P_{50} 的增加，需要更高的肺毛细血管饱和度来饱和血红蛋白，但在组织中有增强的输送。曲线左移包括体温过低，2, 3–二磷酸甘油酸降低，碱中毒，存在胎儿血红蛋白。这意味着 P_{50} 减少，饱和血红蛋白需要较低的肺毛细血管饱和度，但较低的组织毛细血管 PaO_2 在供氧之前是必需的。

的饱和度水平。

• 血管收缩和组织灌注不良会产生低振幅信号,从而增加错误。现代血氧仪会显示"信号差"的信息。

• 异常的血红蛋白,血红蛋白降低血氧饱和度,尽管 PaO_2 正常;即使 PaO_2 较低,脉搏血氧仪也检测不到碳氧血红蛋白。

深色皮肤已经被研究过,不影响脉搏血氧仪测量的准确性。

氧气输送

组织需要氧气进行新陈代谢。几乎所有的氧气都是通过血红蛋白输送到组织中。每 g/dL 的血红蛋白在完全饱和时携带 1.3mL 氧气。因此,血液中的氧气含量可以计算为:

Hb×Hb 的氧饱和度×1.3

血红蛋白通过循环输送到组织。每分钟氧气输送量取决于心输出量。由此我们得出氧气输送方程:

Hb(×10 转化为升)×SaO_2 ×1.3×心输出量

氧气输送是重症监护学中的一个重要概念。事实上,氧气输送的重要性解释了气道、呼吸和循环作为急症照护教学重点的原因。理解氧气输送不仅取决于氧气疗法会帮助你改善患者的病情。在重症监护病房中,氧气输送是通过高科技手段实现的。以下是一个简单的病房例子:一个 70kg 的男性患者,正常的 Hb 是 14g/dL,正常的 SaO_2 是 95%,正常的心输出量是 5L/min。因此供氧量为 14×0.95×1.3×10×5 = 864.5mLO_2/min。想象一下这例患者现在患有严重的肺炎并且脱水。他的 SaO_2 是 93%,而且他的心输出量减少(4L /min)。他的供氧量为 14×0.93×1.3×10×4= 677mLO_2/min。通过增加他的氧气使他的饱和度达到 98%,供氧量可增加到 713mLO_2/min,但如果液体试验使他的心输出量增加到正常(5L/min),但他的氧气保持不变,他的供氧量可提高到 846mLO_2/min。供氧量的增加更多的是来自液体而不是氧气。

氧气输送方程也说明了 SaO_2 和血红蛋白之间的关系。在氧气输送方面,SaO_2 为 95%的严重贫血患者比 SaO_2 为 80%、血红蛋白 15 g/dL 的患者情况要严重,这就是为什么慢性低氧血症患者会发展成红细胞增多症。

关键点：氧气疗法

- 氧气疗法的目的是纠正肺泡和组织的缺氧，旨在使大多数患者的 PaO_2 至少达到 8.0 kPa（60mmHg）或氧饱和度至少达到 93%。
- COPD 或其他引起慢性呼吸衰竭疾病的患者需要特别考虑到急性心肌梗死和脑卒中应该避免高氧血症。
- 氧气面罩分为两种：输送可变氧气浓度的低流量面罩（鼻套管、Hudson 面罩、储气袋面罩），以及输送固定浓度氧气的高流量 Venturi 面罩。
- 入院患者高碳酸血症最常见的原因是通气失败。这与氧气疗法无关——治疗病因。
- 脉搏血氧仪测量的是氧合，而不是通气。
- 氧气通过气道、呼吸和循环输送到组织。

自我评估：病例

1.一例 60 岁的女性患者因急性呼吸困难被送进急诊科。医护人员通过 Hudson 面罩提供 12L/min 的氧气。她患有 COPD，吸烟，还患有糖尿病，正在使用吸入器。她浑身湿漉漉的，肺部有广泛的啰音和喘息声。胸部 X 线检查符合肺部水肿的表现。血气分析结果：pH 值为 7.15，$PaCO_2$ 为 8.0kPa（61.5mmHg），PaO_2 为 9.0kPa（69.2mmHg），标准碳酸氢盐为 20mmol/L，BE-6。主治医生把氧气面罩取下来，因为在你到达时出现"CO_2 潴留"。血氧饱和度以前是 95%，现在是 82%。她的血压是 180/70mmHg。对她的氧气疗法进行评价。你是如何管理的？

2.一例 50 岁的男性患者因呼吸困难入院。他以前是矿工，患有 COPD，而且家里有吸入器。当给予 28% 的氧气时，他的血气分析显示：pH 值为 7.4，$PaCO_2$ 为 8.5kPa（65.3mmHg），PaO_2 为 8.5kPa（65.3mmHg），标准碳酸氢盐为 38.4mmol/L，BE +7。一位同事问你，他因为高碳酸血症是否需要无创通气。你该如何回复？

3.一例 40 岁的化疗患者因呼吸困难而感到不适。护士报告血氧饱和度为 75%。当你去看患者时，你观察到下面的病情：脉搏为 130 次/分，血压为 70/40mmHg，呼吸为 40 次/分，患者意识混乱。不吸氧时的血气分析显示：pH 值为 7.1，$PaCO_2$ 为 3.0kPa（23mmHg），PaO_2 为 13kPa（115mmHg），标准碳酸氢盐为 6.8mmol/L，BE-20。胸部听诊正常。胸部 X 线检查结果正常。你能解释一下血氧饱和度和呼吸困难吗？你是如何管理的？

4.一例 50 岁的男性患者正在接受泌尿外科手术。作为其中的一部分，给予亚甲蓝静脉注射。不久之后，初级麻醉师注意到患者的血氧饱和度突然下降到 70%。

所有的设备似乎都运转正常。担心患者有某种栓塞,他打电话给他的上级。这种情况该怎么解释?

5.一例 45 岁无意识的男性患者被送进了急诊科。除了被人发现他晕倒在车里外,没有其他病史资料。体格检查发现他没有反应,脉搏为 90 次/分,血压为 130/60mmHg,通过储气袋面罩给予 15L/min 的氧气时饱和度 98%。他的心电图显示广泛 ST 段压低,动脉血气分析显示:pH 值为 7.25,$PaCO_2$ 为 6.0kPa(46mmHg),PaO_2 为 7.5kPa(57.6mmHg),标准碳酸氢盐为 19.4mmol/L,BE−10。他的全血细胞计数正常。如何解释 SpO_2 和 PaO_2 的差异呢?你是如何管理的?

6.一例 25 岁的男性患者被发现晕倒在自己家中的地板上,无既往病史,现在过量服用苯二氮䓬类药物和三环类抗抑郁药。他只对疼痛刺激有反应(Glasgow 昏迷评分 8 分),可能有误吸,因为胸部 X 线片显示右上肺叶实变。他体温过低(34℃),通过 15L/min 储气袋面罩吸氧的血气分析显示:pH 值为 7.2,$PaCO_2$ 为 9.5kPa (73mmHg),PaO_2 为 12.0kPa (92.3mmHg),标准碳酸氢盐为 27.3mmol/L,BE−2。他的血压为 80/50mmHg,脉搏为 120 次/分。由于二氧化碳过高,主治医生换成了氧浓度 28% 的 Venturi 面罩,再次测量血气分析显示:pH 值为 7.2,$PaCO_2$ 为 9.0 kPa(69.2 mmHg),PaO_2 为 6.0kPa(46.1mmHg),标准碳酸氢盐为 26mmol/L,BE−2。你是如何管理的?

7.一例 70 岁的女性患者,患有严重的 COPD(FEV_1 0.6 L),因胸部感染入院并伴有比平时更严重的呼吸困难。她到达医院时很激动,拒绝戴氧气面罩。因此,经鼻套管给氧 2 L/min。半个小时后,当医生来重新评估她时,她没有反应。你认为发生了什么?

8.一例 50 岁的男性患者,因 COPD 加重住院,正在康复中。当你去病房查房时,你注意到他通过 Hudson 面罩给氧 2 L/min。这合适吗?

自我评估:讨论

1.该患者"使用吸入器治疗 COPD"的事实并不意味着她真的被诊断为 COPD。这一诊断是如何得出的——基于一些费力呼吸困难和吸烟史,还是肺活量测定(推荐标准)?即使确诊为 COPD,是轻度还是重度?她现在的问题根本不是 COPD,而是急性肺水肿,这种情况会导致通气衰竭。对于患有糖尿病的 60 岁吸烟者来说,心肌梗死是一种可能的原因。急性低氧血症会加重心脏缺血,只会使情况变得更糟。动脉血气显示混合的呼吸性和代谢性酸中毒,她目前在空气中的血氧饱和度为 82%。这例患者需要氧气治疗,并治疗急性肺水肿,而不是仅仅希望这能"治疗"她的 CO_2 值过高(不会)。如果恰当的药物治疗不能改善病情(如静脉注射呋塞米和硝酸盐,沙丁胺醇雾化),无创通气可以作为肺水肿的治疗手段(见第 4 章)。

2.不需要。他的 pH 值正常。无创通气用于 COPD 加重时,pH 值由于 $PaCO_2$ 过高而低于正常值。这例患者有标准碳酸氢盐升高,作为他长期 $PaCO_2$ 过高的代偿。他应该在不适的时候继续使用 Venturi 面罩。

3.该患者血氧饱和度如此低的主要原因是灌注不良。吸入空气时 PaO_2 正常,这使得如此不适的人不太可能发生肺栓塞(癌症和化疗是肺栓塞的两个独立危险因素)。患者处于休克状态,表现为低血压和动脉血气分析显示的严重代谢性酸中毒。休克患者由于组织缺氧和代谢性酸中毒而呼吸加快。病史和检查会告诉你这种休克是由于出血(血小板很低?)还是败血症(白细胞计数很低?)。脓毒症休克患者并不总是有典型的外周温暖和洪脉,有时会出现外周关闭。管理从 A(气道内吸氧)、B(呼吸)、C(循环)开始,见框 1.3。这例患者需要输液,你应该立即叫资深医生帮忙。

4.循环中的亚甲蓝影响脉搏血氧仪的测定。SpO_2 降低,但是 SaO_2 和 PaO_2 正常。这种染料用于泌尿科和妇科外科手术,可定位尿道或输卵管。它扰乱了在 600~700nm 呈浓度依赖性光的吸光度。由于染料的快速重新分配和肾脏的新陈代谢,SpO_2 读数在几分钟内恢复正常。然而,一个负责的麻醉师会检查气道(插管位置)、呼吸(听诊胸部并检查呼吸机设置)、循环(测量血压、脉搏和评估灌注)以重复检查一下是否一切正常。

5.动脉血气显示代谢性酸中毒伴低氧血症。$PaCO_2$ 在正常值的上限。其在代谢性酸中毒时应该降低,表明也存在呼吸性酸中毒。该患者的优先治疗如下:确保气道安全和供氧,评估和治疗呼吸,还有纠正所有循环问题。SpO_2 为 98%,动脉血气结果 PaO_2 为 7.5kPa(57.6mmHg),两者存在差异。联想到病史和心电图的缺血表现,这是 CO 中毒。CO 中毒产生碳氧血红蛋白,会被脉搏血氧仪认成氧合血红蛋白,从而引起的血氧饱和度过高。既往缺血性心脏病患者 CO 中毒的死亡率特别高。CO 与血红蛋白紧密结合,导致氧解离曲线向左移动,从而使氧气运输和利用障碍。在正常的大气压和氧气浓度下(21%),CO 的减少是一个缓慢的过程。CO 浓度下降到原来的一半需要 4.5 小时。CO 的去除可以通过增加氧浓度(100% 的氧浓度机械通气至少 12 小时)或将患者置于高压氧舱中。这增加了血液中的氧气量,迫使 CO 排出(表 2.5)。血气分析使用共血氧计,可以区分碳氧血红蛋白和氧合血红蛋白。

以下是应考虑使用高压氧治疗的情况:

- 各种原因造成的意识不清。

表 2.5 不同情形下 CO 的半衰期

情形	CO 的半衰期(分钟)
室内空气(21%氧气)	240~300
15L/min 储气袋面罩(高达 80%氧气)	80~100
插管后用 100%氧气进行通气	50~70
高压氧舱(3 个大气压下 100%氧气)	20~25

- 任何时候碳氧血红蛋白水平>40%。
- 检查发现的神经或精神病学特征。
- 妊娠(因为胎儿碳氧血红蛋白,母亲的氧解离曲线向左移)。
- 心电图变化。

将危重患者转运到高压氧病房的风险也需要考虑。用 100%氧气进行通气是一种可以接受的替代方法,应至少要持续 12 小时。

6.一例 25 岁的男性患者,无既往病史。他没有慢性呼吸衰竭。他不会"CO_2 潴留",他的通气有问题。动脉血气显示急性呼吸性酸中毒,PaO_2 低于预期。他需要气管插管来保护他的气道和氧气。有几个原因导致他呼吸有问题, 包括意识水平降低、可能的气道梗阻、吸入性肺炎,以及过量服用药物对呼吸系统性的抑制作用。他的低血压应该通过温和的液体试验来治疗。他服用的药物会引起心脏毒性,并合并低氧血症、低血压和低体温,可能会导致心脏停搏。静脉注射碳酸氢钠用于严重的三环类药物中毒。不应该服用氟马西尼(一种苯二氮䓬类的解毒剂),当服用大量的三环类抗抑郁药时可能会导致抽搐。在这种情况下,应当测量肌酸激酶的水平,因为横纹肌溶解(不仅长时间躺在地板上,还服用了药物)可能会显著改变液体管理。

7.本病例说明了经鼻套管 2L/min 与 Venturi 面罩 28%的氧气是不同的,尽管理论的氧浓度显示在鼻套管的包装上。这例患者可能 $PaCO_2$ 过高而失去意识。出现这种情况可能是因为她的临床状况恶化了,也可能是她因为使用鼻套管无意地吸入了高浓度的氧气,或者两者都有。和往常一样,快速从 A(气道)、B(呼吸,她需要立即机械通气)、C(循环)和 D(失能)开始,然后进行血气分析。

8.Hudson 面罩必须设置为最低 5 L/min。如果氧气的流速设置低于这个值,就会产生显著的重复吸入 CO_2,这是因为呼出的气体可能会没有从面罩完全溢出。2L/min 低流量氧气疗法的方法是用鼻套管。

(宋柳荫 谷芳红 王小丽 译)

参考文献

1　Cooper NA. Oxygen therapy – myths and misconceptions. *Care Crit Ill* 2002; 18(3): 74–77.

2　O'Driscoll BR, Howard LS, Earis J, Mak V, on behalf of the British Thoracic Society Emergency Oxygen Guideline group. BTS guidelines for oxygen use in adults in healthcare and emergency settings. *Thorax* 2017; 72: i1–i90.

3　Davies RJO, Hopkin, JM. Nasal oxygen in exacerbations of ventilatory failure: an underappreciated risk. *BMJ* 1989; 299: 43–44.

4　Siemieniuk RAC, Chu DK, Ha-Yeon Kim L et al. Oxygen therapy for acutely ill medical patients: a clinical practice guideline. *BMJ* 2018; 363: k4169.

5　Donald KW. Neurological effect of oxygen. *Lancet* 1949; ii: 1056–1057.

6　Prime FJ, Westlake EK. The respiratory response to CO2 in emphysema. *Clin Sci* 1954; 13: 321–332.

7　Westlake EK, Simpson T, Kaye M. Carbon dioxide narcosis in emphysema. *Q J Med* 1955; 94: 155–173.

8　Campbell EJM. The management of respiratory failure in chronic bronchitis and emphysema. *Am Rev Respir Dis* 1967; 96: 626–639.

9　Abdo WF, Heunks LMA. Oxygen-induced hypercapnia in COPD: myths and facts. *Crit Care* 2012; 16: 323.

10　Aubier M, Murciano D, Milic-Emili J et al. Effects of administration of oxygen on ventilation and blood gases in patients with chronic obstructive pulmonary disease. *Am Rev Respir Dis* 1980; 122: 191–199.

11　Hanson CW III, Marshal BE, Frasch HF et al. Causes of hypercarbia with oxygen therapy in patients with chronic obstructive pulmonary disease. *Crit Care Med* 1996; 24: 23–28.

12　Aubier M, Murciano D, Milic-Emili J et al. Effects of the administration of O2 on ventilation and blood gases in patients with chronic obstructive pulmonary disease during acute respiratory failure. *Am Rev Respir Dis* 1980; 122: 747–754.

13　Gomersal CD, Joynt GM, Freebairn RC, Lai CKW, Oh TE. Oxygen therapy for hypercapnic patients with chronic obstructive pulmonary disease and acute respiratory failure: a randomised controlled pilot study. *Crit Care Med* 2002; 30(1): 113–116.

14　Costello R, Deegan P, Fitzpatrick M et al. Reversible hypercapnia in chronic obstructive pulmonary disease: a distinct pattern of respiratory failure with a favourable prognosis. *Am J Med* 1997; 102: 239–244.

15　McNally E, Fitzpatrick M, Bourke S. Reversible hypercapnia in acute exacerbations of chronic obstructive pulmonary disease (COPD). *Eur Respir J* 1993; 6: 1353–1356.

16　Plant PK, Owen JL, Elliot MW, The YONIV trial. A multi-centre randomised controlled trial of the use of early non-invasive ventilation for exacerbations of chronic obstructive pulmonary disease on general respiratory wards. *Lancet* 2000; 355: 1931–1935.

17　Plant PK, Owen JL, Elliot MW. One year period prevalence study of respiratory acidosis in acute exacerbations of COPD: implications for the provision of non-invasive ventilation and oxygen administration. *Thorax* 2000; 55: 550–554.

18　British Thoracic Society. Guidelines for the management of acute exacerbations of COPD. *Thorax* 1997; 52(suppl 5): S16–S21.

19 Denniston AKO, O'Brien C, Stableforth D. The use of oxygen in acute exacerbations of chronic obstructive pulmonary disease: a prospective audit of pre-hospital and emergency management. *Clin Med* 2002; 2(5): 449–451.

20 Singer M, Bellingan G. Letter to the editor. *Clin Med* 2003; 3(2): 184.

21 Smith I, Kumar P, Molloy S, Rhodes A et al. Base excess and lactate as prognostic indicators for patients admitted to intensive care. *Intensive Care Med* 2001; 27: 74–83.

推荐阅读

Moyle J. Pulse Oximetry, 2nd edition (principles and practice series). London, BMJ Books, 2002. ISBN 0 7279 1740 4.

第 **3** 章
酸碱平衡

学习完本章,你可以掌握以下内容:

- 理解身体如何维持一个小的 pH 值范围。
- 了解动脉血气分析中常用术语的含义。
- 了解酸碱异常的原因。
- 用一个简单的方式来解释动脉血气。
- 理解为什么动脉血气在危重症中是一项重要的化验。
- 应用到临床实践中。

酸是新陈代谢的副产品

人体不断地产生酸,而酸是新陈代谢的副产品。但是它也必须维持在一个小的 pH 值范围,这是正常酶活性和体内每天发生的数百万化学反应所必需的。正常血液的 pH 值是 7.35~7.45,这是由于以下因素而保持不变的:

- 细胞内缓冲物(如蛋白质和磷酸盐)。
- 细胞外缓冲物(如血浆蛋白、血红蛋白和碳酸/碳酸氢盐)。
- 最后是肾脏和肺的排泄功能。

缓冲物是一种在添加酸或碱时通过吸收或释放氢离子(H^+)来抵抗 pH 值的物质。细胞内和细胞外的缓冲物吸收氢离子,并将它们运送到肾脏进行排泄。碳酸/碳酸氢盐体系允许氢离子与碳酸氢盐反应生成二氧化碳和水,二氧化碳被肺排泄:

$$H^+ + HCO_3^- \leftrightarrow H_2CO_3 \leftrightarrow CO_2 + H_2O$$

碳酸酐酶(酶)

碳酸(H_2CO_3)不断分解形成二氧化碳和水,所以这个体系总是倾向于向右移动,与其他缓冲体系不同的是它永远不会饱和。但是很容易看出,通气问题是如何迅速导致二氧化碳潴留的——呼吸性酸中毒。奇特的是,碳酸/碳酸氢盐体系可以相互独立调节。肾脏可调节尿液中 H^+ 的排泄,而二氧化碳的水平可以通过改变通气来调节。肺和肾脏的排泄功能是由碳酸联系起来的,因此如果一个器官负荷过重,另一个器官可以帮助或"代偿"。

肺有一个简单的调节二氧化碳排泄的方法,但肾脏有 3 种主要的 H^+ 排泄途径:

- 主要通过调节近端小管吸收碳酸氢盐(HCO_3^-)的量。
- 通过 $HPO_4^{2-}+H^+\rightarrow H_2PO_4^-$ 反应。H^+ 来自碳酸,剩下的 HCO_3^- 进入血液。
- 通过将氨与碳酸中的 H^+ 相结合。由此产生的铵离子不能回到细胞,并被排出体外。

肾脏产生的 HCO_3^- 与自由的 H^+ 反应。这就是为什么 H^+ 过量或代谢性酸中毒时,碳酸氢盐的水平较低。

所以,总而言之,人体在不断地产生酸,同时必须保持一个小范围的 pH 值,以便有效地运转。它是通过缓冲以及肺(CO_2)和肾脏(H^+)的排泄功能来做到这一点。因此,当通气发生问题,肾功能有问题,或机体无法承受过多的酸或碱负荷时,就会发生酸碱紊乱。

一些定义

在继续之前,了解一些关于动脉血气的重要定义是很重要的:

- 酸血症或碱血症:pH 值过低或过高。
- 酸中毒:导致酸血症的过程,如 $PaCO_2$ 过高或 H^+ 过量(碳酸氢盐过低)。
- 碱中毒:导致碱血症的过程,如 $PaCO_2$ 过低或碳酸氢盐过高。
- 代偿:正常的酸碱平衡是指正常的 pH 值加上正常的 $PaCO_2$ 和正常的碳酸氢盐。当 pH 值正常,但当碳酸氢盐和 $PaCO_2$ 异常时就会发生代偿。
- 修正:恢复正常的 pH 值,$PaCO_2$ 和碳酸氢盐。
- 碱过量:这是测量由于代谢问题而在系统中有多少额外的酸或碱。它是通过测量能够使样本的 pH 值达到 7.4 需要添加的强酸的量。减号表示样本已经是酸性的,所以不需要加酸。加号表示样品是碱性的,需要加酸。正常范围是−2~+2。负的碱过量通常意味着"碱缺失"。

·实际与标准碳酸氢盐比较:通气问题会迅速导致 CO_2 潴留,或呼吸性酸中毒。CO_2 和水反应生成 H^+ 和 HCO_3^-,从而导致碳酸氢盐快速地小幅度升高。血气分析仪根据实际碳酸氢盐来计算标准碳酸氢盐,假设 37℃及正常 $PaCO_2$ 为 5.3kPa(40mmHg)。因此,标准碳酸氢盐反映了酸碱平衡的代谢成分,而不是由于呼吸问题而发生的碳酸氢盐的任何变化。有些血气分析仪只报告实际碳酸氢盐,在这种情况下,你应该使用碱过量来核对酸碱平衡的代谢成分。此外,标准碳酸氢盐和碱过量是可以互换的。

如果你不喜欢方程,请跳过下面的方框。

---

pH 值和 Henderson–Hasselbach 方程

每个人都听说过 Henderson–Hasselbach 方程,但它是什么呢? H^+ 很难测量,因为它们实际上是数以亿计的。我们用 pH 值代替,简单地说,就是 H^+ 浓度的负对数,单位是摩尔。

pH 值 $=-\log[H^+]$

当 H_2CO_3 解离时:

$$H_2CO_3 \leftrightarrow CO_2+H_2O$$

$[H^+]$ 和 $[HCO_3^-]$ 的乘积除以 $[H_2CO_3]$ 保持不变。用方程形式表示:

$$Ka=\frac{[H^+][HCO_3^-]}{[H_2CO_3]}$$

Ka 是解离常数,pKa 类似于 pH 值,它是 Ka 的负对数。Henderson–Hasselbach 方程将 pH 值和解离方程放在一起,描述了 pH 值和碳酸的解离与未解离形式的摩尔浓度之间的关系:

$$pH\ 值=pKa+\log\frac{[HCO_3^-]}{[H_2CO_3]}$$

由于 $[H_2CO_3]$ 与 $PaCO_2$ 有关,简化版本为:

pH 值与 $[HCO_3^-]/PaCO_2$ 成正比。

这个简单的关系可以用来检查动脉血气数据的一致性。如果我们知道 pH 值(或 H^+ 的浓度)与 HCO_3^- 和 $PaCO_2$ 的比值有关,那么就很容易检查血气结果是否"真实",或实验错误的结果(见本章末尾的附录)。

常见的酸碱紊乱原因

如前所述,以下是会发生酸碱紊乱的情况:

· 通气问题。

· 肾功能问题。

* 机体无法承受的酸或碱过量。

呼吸性酸中毒

呼吸性酸中毒是由急性或慢性肺泡通气不足引起的。其原因已在第 2 章中描述,包括上或下呼吸道梗阻、感染、水肿、创伤或肥胖导致的肺顺应性降低,还包括疲劳在内任何导致呼吸肌肉无力的因素。

在急性呼吸性酸中毒中,细胞缓冲在几分钟到几小时内有效。肾脏代偿需要 3~5 天才能完全有效。我们从人类志愿者的研究[1]中了解到,作为代偿反应的一部分,标准碳酸氢盐上升了多少。虽然医生在日常实践中不经常使用这些数值,但有一个大致的想法可能是有用的(表 3.1)。

呼吸性碱中毒

呼吸性碱中毒是肺泡过度通气引起的,与呼吸性酸中毒相反,几乎总是伴有呼吸频率的增加。再者,肾脏代偿需要 5 天才能完全有效地通过尿液排出碳酸氢盐和保留氢离子。当被问及什么原因导致换气通气时,初级医生通常回答"焦虑"。事实上,过度通气是一种症状,而不是一种诊断,它有很多原因:

* 肺部原因:支气管痉挛、低氧血症、肺栓塞、肺炎、气胸和肺水肿。
* 中枢神经系统原因:脑卒中、脑出血、颅内压升高。
* 代谢原因:发热、甲状腺功能亢进。
* 药物(如水杨酸盐中毒)。
* 心理原因:疼痛、焦虑。

表 3.1　肾脏和呼吸代偿

	原发性改变	代偿反应
代谢性酸中毒	↓[HCO$_3^-$]	[HCO$_3^-$]每降低 1mmol/L,PaCO$_2$ 降低 0.15kPa(1.2mmHg)
代谢性碱中毒	↑[HCO$_3^-$]	[HCO$_3^-$]每升高 1mmol/L,PaCO$_2$ 升高 0.01kPa(0.7mmHg)
急性呼吸酸中毒	↑PaCO$_2$	PaCO$_2$ 每升高 1.3kPa(10mmHg),[HCO$_3^-$]升高 1mmol/L
慢性呼吸酸中毒	↑PaCO$_2$	PaCO$_2$ 每升高 1.3kPa(10mmHg),[HCO$_3^-$]升高 3.5mmol/L
急性呼吸碱中毒	↓PaCO$_2$	PaCO$_2$ 每降低 1.3kPa(10mmHg),[HCO$_3^-$]降低 2mmol/L
慢性呼吸碱中毒	↓PaCO$_2$	PaCO$_2$ 每降低 1.3kPa(10mmHg),[HCO$_3^-$]降低 4mmol/L

代谢性酸中毒

代谢性酸中毒最常见的起因是酸过量。呼吸代偿会在几分钟内发生。最大代偿发生在 12~24 小时,但呼吸代偿受到呼吸做工和二氧化碳过低的全身影响(主要是脑血管收缩)的限制。机体能够完全代偿代谢性酸中毒是不常见的。

代谢性酸中毒的潜在原因有很多,因此将其细分为阴离子间隙增加的代谢性酸中毒和阴离子间隙正常的代谢性酸中毒是很重要的。一般来说,伴有阴离子间隙增加的代谢性酸中毒是由机体获得酸引起的,而伴有正常阴离子间隙的代谢性酸中毒是由机体丢失碱引起的。

阴离子间隙

血液检测可以测量大多数阳离子(带正电的分子)和少数阴离子(带负电的分子)。人体内的阳离子和阴离子是相等的,但如果把所有测量的阳离子和阴离子加在一起会有一个间隙——这反映了那些未测量的阴离子的浓度,主要是血浆蛋白。这被称为阴离子间隙,是根据血液样本计算得出的:

(钠+钾)-(氯+碳酸氢盐)

阴离子间隙的正常范围为 15~20mmol/L,但不同实验室的数值不同,低白蛋白患者的数值应向下调整(血浆白蛋白每降低 1g/dL,阴离子间隙降低 2.5mmol/L)。类似的,任何未测量的阳离子(如钙或镁)的降低都可能造成阴离子间隙的虚假升高。

有些患者可能不止有一个原因导致代谢性酸中毒(如腹泻导致碳酸氢盐丢失,伴有脓毒症和灌注不足)。许多血气机能够计算阴离子间隙,但如果没有,当有代谢性酸中毒时应该进行计算,因为这有助于找出病因。碱缺失公认与死亡率相关[2]。严重的代谢性酸中毒通常表明病情危重。

代谢性酸中毒伴有阴离子间隙增加

代谢性酸中毒伴有阴离子间隙增加,机体可通过以下途径获得酸:

- 摄入。
- 机体自身产物。
- 无法排泄。

常见的临床原因有:

- 摄入:水杨酸盐、甲醇、乙二醇、三环类抗抑郁药中毒。

- 乳酸酸中毒 A 型(无氧组织代谢):任何引起组织灌注不足的情况,可以是全身(如休克、心脏停搏)或局部(如腹腔内缺血)。
- 乳酸酸中毒 B 型(肝功能障碍):肝衰竭时乳酸代谢降低、二甲双胍。
- 酮症酸中毒:胰岛素缺乏(糖尿病酮症酸中毒)、饥饿。
- 肾功能受损。
- 严重横纹肌溶解:(受损细胞释放 H^+ 和有机阴离子)。

代谢性酸中毒伴有正常阴离子间隙

在代谢性酸中毒伴有阴离子间隙正常时,碳酸氢盐通过肾脏或胃肠道丢失。有时肾脏 H^+ 排泄减少是原因。伴有正常阴离子间隙的代谢性酸中毒有时也称为"高氯血症性酸中毒"。常见的临床原因有:

- 肾小管酸中毒。
- 腹泻、瘘管或回肠造口术。
- Acetazolomide 疗法。

总的来说,医院代谢性酸中毒最常见的原因是阴离子间隙的增加。

迷你教程:静脉注射碳酸氢钠在代谢性酸中毒中的应用

在严重的代谢性酸中毒中,有时通过静脉注射碳酸氢钠来提高血液 pH 值,但这会带来一些问题。它增加了 CO_2 的形成,CO_2 很容易进入细胞(与 HCO_3^- 不同),这可以加重细胞内酸中毒。它是高渗的,含有大量的钠负荷(见第 5 章)。一些有呼吸道或通气问题的患者可能需要机械通气来抵消输注碳酸氢钠引起的 CO_2 增加。套管外渗可能引起组织坏死。许多引起代谢性酸中毒的原因与血容量和组织灌注氧气的恢复、静脉输液,以及对潜在病因的治疗有关。因此,不建议常规静脉注射碳酸氢钠治疗代谢性酸中毒。它往往用于特殊病情,如三环类药物中毒(当它作为一种"解毒剂"时)或用于严重代谢性酸中毒合并急性肾损伤的治疗(见第 7 章)。8.4%的碳酸氢钠溶液含有 1mmol/mL 的钠或碳酸氢盐。

代谢性碱中毒

代谢性碱中毒是酸碱紊乱中最鲜为人知的一种。它可以分为两组:生理盐水反应组和生理盐水非反应组。生理盐水反应性代谢性碱中毒是最常见的,发生在容量不足时(如呕吐或使用利尿剂)。胃流出受阻是"低钾、低氯性代谢性碱中毒"一种众所周知的原因。频繁呕吐或胃肠减压会导致盐酸的丢失,但肾小球滤过率的降低往往伴随着这些情况,并使代谢性碱中毒长期存在。肾脏试图重新吸收氯离子(因此,尿液中的氯离子含量较低),但由于盐酸的丢失,使氯离子含量降低,因此唯一可被重新吸收的阴离子是碳酸氢盐。代谢性碱中毒常与低钾血症有关,这是由于容量不足引起的继发性醛固酮增多症及呕吐。

另一个引起生理盐水反应性代谢性碱中毒的原因是机械通气能迅速纠正高碳酸血症。高碳酸血症后发生碱中毒,因为 $PaCO_2$ 过高直接影响近端小管,减少氯化钠重吸收,导致容量不足。如果用机械通气迅速纠正慢性高碳酸血症,就会出现代谢性碱中毒,因为已经有多余的碳酸氢盐,肾脏需要一定的时间将其排出。pH 值的变化会导致钾离子的转移,从而导致低钾血症,有时会伴有心律失常。

生理盐水无反应的代谢性碱中毒是由肾脏问题引起的:

- 高血压:盐皮质激素过多(外源性或内源性)。
- 血压正常:严重低钾血症、高钙血症。
- 采用大剂量的青霉素治疗。
- 摄入外源性碱,伴有肾小球滤过率低。

表 3.2 总结了不同酸碱紊乱情况下 pH 值、$PaCO_2$ 和标准碳酸氢盐的变化。

解读动脉血气报告

在查看动脉血气报告时,有一些简单的规则:

- 始终考虑临床情况。
- pH 值异常表明基础的酸碱问题。
- 机体永远不会过度补偿。
- 混合酸碱紊乱在临床中很常见。

任何化验都必须根据临床情况来解释。正常的血气结果可能会让人放心,但如果患者有急性严重哮喘而 $PaCO_2$"正常",会令人非常担心。机体的代偿机制只会使 pH 值趋于正常,而从不会像钟摆那样向相反方向摆动。因此,低 pH 值、高

表 3.2　不同酸碱紊乱情况下 pH 值、$PaCO_2$ 和标准碳酸氢盐的变化

	pH 值	$PaCO_2$	标准碳酸氢盐/BE	补偿反应
呼吸性酸中毒	低	高	正常	标准碳酸氢盐升高
代谢性酸中毒	低	正常	低	$PaCO_2$ 降低
呼吸性碱中毒	高	低	正常	标准碳酸氢盐降低
代谢性碱中毒	高	正常	高	$PaCO_2$ 升高

$PaCO_2$,以及高标准碳酸氢盐总是发生呼吸性酸中毒,而不是"过度代偿"的代谢性碱中毒。在本章末尾的病例中,你可以很容易看到这些原则。许多医生在解读动脉血气结果时,忽略了重要信息,因为他们没有使用系统的方法。

在解读动脉血气结果时,有 5 个步骤要遵循:

1.先看 pH 值。

2.再看 $PaCO_2$ 和标准碳酸氢盐(或碱剩余),考虑这是呼吸还是代谢问题,或两者都有。

3.检查代偿的恰当性。例如,当代谢性酸中毒时,$PaCO_2$ 应该会低。如果 $PaCO_2$ 正常,则提示"隐藏着"呼吸性酸中毒{如果你愿意,你可以使用 Winter 公式作为计算预期 $PaCO_2$ 的捷径:预期 $PaCO_2=[(1.5×HCO_3^-)+8±2]×0.133$}。

4.如果是代谢性酸中毒,检查或计算阴离子间隙。

5.最后,看 PaO_2,并将其与吸入氧浓度进行比较(见第 4 章)。

为什么动脉血气分析在危重症中很重要

动脉血气分析可以快速进行,并提供以下有用的信息:

- 测量氧合(PaO_2)。
- 测量通气($PaCO_2$)。
- 测量灌注(标准碳酸氢盐或碱剩余)。

换而言之,是测量气道、呼吸和循环。这就是为什么在管理危重患者时,动脉血气分析是一项非常有用的化验。

关键点:酸碱平衡

- 人体通过缓冲液和肺部与肾脏的排泄功能维持一个狭窄的 pH 值范围。
- 酸碱紊乱发生在通气有问题、肾功能不全,或者机体无法承受的巨大酸碱负荷时。
- 使用这里描述的 5 个步骤来解释动脉血气结果,这样就不会错过重要的信息。
- 动脉血气是危重症的一项重要检测。

自我评估:病例

正常值:pH 值为 7.35~7.45,$PaCO_2$ 为 4.5~6.0kPa(35~46mmHg),PaO_2 为 11~14.5kPa(83~108mmHg),BE-2~+2,标准碳酸氢盐为 22~28mmol/L。

1.一例患有 COPD 的 65 岁男性患者来到急诊科,主诉呼吸困难。呼吸空气时,他的动脉血气显示:pH 值为 7.29,$PaCO_2$ 为 8.5kPa(65.3mmHg),标准碳酸氢盐为 30.5mmol/L,BE+4,PaO_2 为 8.0kPa(62mmHg)。这是哪种酸碱紊乱,你该如何管理?

2.一例 60 岁的有严重的 COPD 的前矿工患者,因呼吸困难入院。呼吸空气时,他的动脉血气显示:pH 值为 7.36,$PaCO_2$ 为 9.0kPa(65.3mmHg),标准碳酸氢盐为 35mmol/L,BE+6,PaO_2 为 6.0kPa(46.1mmHg)。这是哪种酸碱紊乱,你该如何管理?

3.一例 24 岁男性癫痫患者,因强直阵挛持续状态入院。静脉注射劳拉西泮可终止。通过储氧面罩供氧 10L/min,其动脉血气显示:pH 值为 7.05,$PaCO_2$ 为 8.0kPa(61.5mmHg),标准碳酸氢盐为 16mmol/L,BE-8,PaO_2 为 15kPa(115mmHg)。其他结果是钠为 140mmol/L,钾为 4mmol/L,氯为 98mmol/L。他的酸碱状况如何,为什么?你该如何管理?

4.一例 44 岁的男性患者,因几天前出现胸膜炎性胸痛和呼吸急促来到急诊科。他的胸部 X 线片显示中等大小的左侧气胸。通过储氧袋面罩供氧 10L/min,动脉血气显示:pH 值为 7.44,$PaCO_2$ 为 3.0kPa(23mmHg),标准碳酸氢盐为16mmol/L,BE-8,PaO_2 为 30.5kPa(234.6mmHg)。他的酸碱平衡有问题吗?

5.一例患者因呼吸急促入院,呼吸空气时,动脉血气显示:pH 值为 7.2,$PaCO_2$ 为 4.1kPa(31.5mmHg),标准碳酸氢盐为 36mmol/L,BE +10,PaO_2 为 7.8kPa(60mmHg)。你能解释一下这种情况吗?

6.一例 80 岁的女性患者因腹痛入院。她的体表发凉并伴有心动过速。她的呼吸频率为 24 次/分,呼吸空气时的 SpO_2 95%。呼吸空气时,她的动脉血气显示:pH 值为 7.1,$PaCO_2$ 3.5kPa(30mmHg),标准碳酸氢盐为 8mmol/L,BE-20,PaO_2 为 12kPa(92mmHg)。回顾临床状况,她腹部软,有广泛压痛。无发热。血糖为 6.0mmol/L(100mg/dL),肌酐和肝脏检查正常。胸部 X 线片正常。肠鸣音减弱。心电图显示心房颤动。酸碱紊乱最可能的原因是什么?你该如何管理?

7.一例妊娠 36 周的 30 岁女性患者,出现胸膜炎胸痛和呼吸困难。呼吸空气时,她的动脉血气结果显示:pH 值为 7.48,$PaCO_2$ 为 3.4kPa(26mmHg),标准碳酸氢盐为 19mmol/L,BE-4,PaO_2 为 14kPa(108mmHg)。这些血气结果表明了什么?可能是肺栓塞吗?

8.一例有消化性溃疡病史的 45 岁女性患者,持续呕吐 6 天。体格检查时,她的血压为 100/60mmHg,看起来脱水和不适。她的血液检测结果如下:钠为 140mmol/L,钾为 2.2mmol/L,氯为 86mmol/L,实际碳酸氢盐为 40mmol/L,尿素为 29mmol/L(尿素氮为 80mg/dL),pH 值为 7.5,$PaCO_2$ 为 6.2kPa(53mmHg),PaO_2 为 14kPa(107mmHg),尿液 pH 值为 5.0,尿钠为 2mmol/L,尿钾为 21mmol/L,尿氯为 3mmol/L。这是哪种酸碱紊乱？你会如何治疗这例患者？恰当治疗 24 小时后，静脉碳酸氢盐为 30mmol/L，得到以下尿液结果：pH 值为 7.8，钠为 100mmol/L，钾为 20mmol/L，氯为 3mmol/L。你如何解释尿钠高而尿氯低呢？

9.一例 50 岁男性患者因肠梗阻行全结肠切除术后 5 天在外科病房康复。他患有 1 型糖尿病，需要静脉注射胰岛素。回肠造口工作正常。他的生命体征：血压为 150/70mmHg，呼吸频率为 16 次/分，SpO_2 为 98%，尿量为 1200mL/d，体温为 36.7℃，灌注良好。手术小组对他持续的高钾（术前也注意到）和代谢性酸中毒而感到担忧。血液检测结果是：钠为 130mmol/L，钾为 6.5mmol/L，尿素为 14mmol/L（尿素氮为 39mg/dL），肌酐 180μmol/L（2.16mg/dL），氯 109mmol/L，Synacthen 实验和白蛋白正常。既往患有糖尿病肾病，正在服用雷米普利。他的肌酐通常为 180μmol/L。呼吸空气时，他的动脉血气显示：pH 值为 7.31，$PaCO_2$ 为 4.0kPa（27mmHg），标准碳酸氢盐为 15mmol/L，BE-8，PaO_2 为 14kPa（108mmHg）。尽管最近的腹部 CT 扫描显示正常，但手术小组怀疑这种持续的代谢性酸中毒是否意味着腹腔内存在问题。你的建议是什么？

10.将临床病史与适当的动脉血气值相匹配（表 3.3）。

表 3.3　临床病史与适当的动脉血气值相匹配

	pH 值	$PaCO_2$	标准碳酸氢盐（mmol/L）
a	7.39	8.45kPa（65mmHg）	37
b	7.27	7.8kPa（60mmHg）	26
c	7.35	7.8kPa（60mmHg）	32

• a，一例严重肥胖的 24 岁男性患者。

• b，一例 56 岁的 COPD 女性患者，已开始使用利尿剂治疗外周水肿，导致体重减轻 3kg。

• c，一例 16 岁女性患者，严重哮喘发作。

自我评估：讨论

1.由于 $PaCO_2$ 过高而出现酸血症（pH 值低），这是一种呼吸性酸中毒。标准碳酸氢盐略高于正常水平。PaO_2 低。管理从评估和治疗气道、呼吸和循环开始。治疗 COPD 加重包括控制氧气疗法、雾化/吸入支气管扩张剂、类固醇、必要时应用抗生素和无创通气（如果呼吸性酸中毒不能迅速缓解）[3]。

2.pH 值正常伴有 $PaCO_2$ 过高提示呼吸性酸中毒,标准碳酸氢盐过高提示代谢性碱中毒。哪个先发生?病史表明,这是一种慢性呼吸性酸中毒,由标准碳酸氢盐升高代偿(肾代偿)。如果 pH 值由于 $PaCO_2$ 的进一步升高而下降,你可以称之为"急性的慢性呼吸性酸中毒",其表现如下:pH 值为 7.17,$PaCO_2$ 为 14.6kPa(109mmHg),标准碳酸氢盐为 39mmol/L,BE+7.6,PaO_2 为 6.0kPa(46.1mmHg)。管理将与病例 1 相同。注意:只有当 $PaCO_2$ 升高导致 pH 值低于 7.35 时,才适用无创通气。

3.这是由 $PaCO_2$ 过高和标准碳酸氢盐过低引起的酸血症(pH 值低),一种呼吸性和代谢性混合酸中毒。PaO_2 相对于吸入的氧浓度来说是低的。$PaCO_2$ 过高可能是由于气道阻塞和静脉注射劳拉西泮的呼吸抑制作用。这是可以推导出来的,因为吸入氧浓度(FiO_2)和 PaO_2 之间有很大的差异。吸入性肺炎是另一种可能。持续性抽搐发作可引起肌肉无氧代谢而引起乳酸性酸中毒。管理这个病例,应从评估和治疗气道、呼吸和循环开始,然后是失能和检查/计划。苯二氮䓬类药物能阻止癫痫持续状态下 80% 的抽搐发作。劳拉西泮是首选药物,因为与安定相比,抽搐发作复发的可能性更小(24 小时为 55% 对 2 小时为 50%)。额外的治疗需要防止抽搐发作,15~20mg/kg 静脉缓慢输注苯妥英钠的同时,心电监测就是一个初始治疗的例子。如果失败,考虑其他分析和在重症监护室使用丙泊酚或巴比妥类药物镇静[4]。

4.pH 值正常,$PaCO_2$ 低(呼吸性碱中毒),标准碳酸氢盐低(代谢性酸中毒)。哪个先出现?病史表明这是呼吸性碱中毒,最近几天碳酸氢盐的下降(代偿性呼吸性碱中毒)进行了代偿。如果你在高血糖和酮血症的患者身上看到类似的动脉血气,这可能是一例糖尿病酮症酸中毒患者。

5.正如你可能已经猜到的,这是不可能的血气,答案是实验室错误!

6.由于标准碳酸氢盐过低(代谢性酸中毒)导致 pH 值过低(酸血症)。$PaCO_2$ 适当地低,虽然它应该低于这个数值,大约为 2.5kPa,可能表明患者很累。PaO_2 正常。阴离子间隙没有提供,但心房颤动的存在是诊断肠缺血的依据。腹腔内大灾难与代谢性酸中毒有关。这个病例也说明了第 1 章所描述的,通常急腹症在老年人中表现为腹软。他们的症状更少、更分散及更不局限,尽管有严重的腹腔内病变,但通常是非典型的[5]。管理从评估和治疗气道、呼吸和循环,然后是失能和检查/计划,外科介入。

7.由于 $PaCO_2$ 过低(呼吸性碱中毒)导致 pH 值过高(碱血症)。碳酸氢盐略低于正常。PaO_2 正常。呼吸性碱中毒是妊娠晚期的正常症状。A-a 梯度不受妊娠影响,在本病例中是正常的(见第 4 章)。肺动脉栓塞时的动脉血气(A-a 梯度)是正常的,因此对诊断没有帮助。

8.由碳酸氢盐过高(代谢性碱中毒)导致 pH 值过高(碱血症)。$PaCO_2$ 略高于正常。PaO_2 正常,推测患者正在呼吸室内空气。钾和氯的含量都很低。低钾、低氯性代谢性碱中毒见于因胃流出受阻引起的严重呕吐。体格检查和尿氯含量低表明容量不足。患者需要静脉注射含钾的 0.9%氯化钠。在治疗期间,扩容减少了钠重吸收的需要,因此尿液中的钠含量较高。尿液中钠和氯的差异主要是由于尿液中碳酸氢盐的排泄。只要尿氯持续低,进一步补充氯化钠就是必要的,因为这表明氯和容量不足。

9.由于标准碳酸氢盐过低引起的 pH 值过低(酸血症)——代谢性酸中毒。$PaCO_2$ 非常低。阴离子间隙可计算为(130+6.5)-(12+109)=15.5mmol/L,这是正常的。PaO_2 正常,正常的阴离子间隙代谢性酸中毒的常见原因包括肾小管酸中毒、腹泻、瘘管、回肠造口术和乙酰唑胺治疗。在这种情况下,可以排除过度的胃肠损失和乙酰唑胺,这可能是肾脏原因。肾小管酸中毒是肾脏不能排泄氢离子或产生碳酸氢盐的一系列疾病。只有一种肾小管酸中毒与高血钾有关(4 型),或"低肾素血症型醛固酮减少症",见于糖尿病或高血压肾病,常因 ACE 抑制剂、醛固酮受体阻滞剂(如螺内酯)和非甾体抗炎药而恶化。这种情况下出现的代谢性酸中毒通常较轻,标准碳酸氢盐浓度维持在 15mmol/L 左右。治疗通常包括低钾饮食、停服会加重的药物和口服碳酸氢钠。

10.严重肥胖提示慢性高碳酸血症(c)。COPD 和利尿剂治疗提示慢性高碳酸血症伴代谢性碱中毒(a)。严重哮喘发作提示急性呼吸性酸中毒(b)。

附录:检查动脉血气数据的一致性

H^+浓度有时用来代替 pH 值。pH 值为 7.2~7.5 的简单换算是$[H^+]$=80 减去小数点后两位数字。所以如果 pH 值是 7.35,则$[H^+]$为 80-35=45nmol/L(表 3.4)。

在本章前面,Henderson–Hasselbach 方程解释了 pH 值与 $[HCO_3^-]$/$PaCO_2$ 成正比。另一种写法是:

$$[H^+]=Ka\frac{PaCO_2}{HCO_3^-} \quad Ka \text{ 是解离常数}$$

$$\text{或}[H^+]=181\times\frac{PaCO_2}{HCO_3^-} \quad kPa(\text{或 }24\times PaCO_2 mmHg)$$

下面的动脉血气结果:pH 值为 7.25,$PaCO_2$ 为 4.5kPa(35mmHg),标准碳酸氢盐为 14.8mmol/L,PaO_2 为 8.0kPa(61mmHg),提示代谢性酸中毒。pH 值为 7.25=$[H^+]$55nmol/L。这些数字计算后呢?

$$181\times\frac{4.5}{14.8}=55$$

表 3.4　pH 值及等效值[H⁺]

pH 值	[H⁺]nmol/L
7.6	26
7.5	32
7.4	40
7.3	50
7.2	63
7.1	80
7.0	100
6.9	125
6.8	160

是的,$PaCO_2$ 为 4.5kPa,碳酸氢盐为 14.8,则[H⁺]为 55nmol/L。你可能会发现这个简单的计算在检查实验室错误或在教学素材中编写动脉血气时很有用。

（董玲玲　张爱珍　译）

参考文献

1 Rose BD. Introduction to simple and mixed acid-base disorders. In: Rose BD, Post TW (Eds). Clinical Physiology of Acid-Base and Electrolyte Disorders, 5th edition. New York, McGraw-Hill, 2001.

2 Whitehead MA, Puthucheary Z, Rhodes A. The recognition of a sick patient. *Clin Med* 2002; 2(2): 95–98

3 National Institute for Health and Care Excellence (NICE). Chronic obstructive pulmonary disease in over 16s: diagnosis and management. Clinical guideline NG115. Updated 2019. https://www.nice.org.uk/guidance/ng115 (Accessed January 2020).

4 Manford M. (Ed). Status epilepticus. In: Practical Guide to Epilepsy. Burlington, MA, Butterworth Heinemann, 2003.

5 National Confidential Enquiry in to Patient Outcome and Death. Elective and emergency surgery in the elderly: an age old problem. NEPOD, 2010. https://www.ncepod.org.uk/2010eese.html (Accessed January 2020).

6 Girling JC. Management of medical emergencies in pregnancy. *CPD J Acute Med* 2002; 1(3): 96–100.

推荐阅读

Driscoll P, Brown T, Gwinnutt C, Wardle T. A Simple Guide to Blood Gas Analysis. London, BMJ Publishing, 1997.

第 **4** 章
呼吸衰竭

学习完本章,你可以掌握以下内容:

- 理解基本的肺生理学。
- 描述呼吸衰竭的机制。
- 知道什么时候需要呼吸支持。
- 了解使用哪种呼吸支持。
- 描述机械通气的效果。
- 应用到临床实践。

基本的肺生理学

呼吸系统的主要功能是提供含氧血液和清除二氧化碳。这个过程通过以下方法实现:

- 通气:输送气体进出肺泡。
- 气体交换:氧气和二氧化碳通过扩散穿过肺泡毛细血管壁。
- 循环:氧气从肺输送到细胞,而二氧化碳从细胞输送到肺。第 2 章介绍了氧气输送的概念。

当谈到呼吸衰竭时,有两种基本类型:通气失败和氧合失败。重要的是理解基本的肺生理学,以便理解为什么会发生呼吸衰竭。

通气

吸气时,胸腔容量由于膈肌收缩和肋骨运动而增加,空气被主动吸入肺。在末梢细支气管之外是呼吸区,肺表面积巨大,气体进行扩散。肺是有弹性的,呼气时,被动地恢复到吸气前的容量。肺的顺应性非常好,正常呼吸只需要 3cmH_2O 的压力。

正常呼吸(500mL)仅占肺总容量的一小部分,如图 4.1 所示。每吸入 500mL,就会有 150mL 留在解剖无效腔内,不参与气体交换。其余的大部分气体进入呼吸区参与肺泡通气,但大约有 5% 由于正常的通气血流比值(V/Q)不匹配而不参与,称为肺泡无效腔。解剖加上肺泡的无效腔称为生理无效腔。在健康人群中,解剖和生理无效腔几乎是一样的。

V/Q 不匹配在患有疾病时会增加。如果部分肺通气减少,而血流量保持不变,则该部位肺泡内 O_2 会下降,CO_2 上升,接近静脉血的值。如果部分肺血流受阻,而通气保持不变,则该部位肺泡内 O_2 会升高,CO_2 下降,接近吸入空气的数值。因此,V/Q 比值像一个连续分布,从零(有灌注但无通气,如分流)到无穷大(有通气但无灌注,如无效腔)。

当 V/Q 不匹配导致 PaO_2 下降,$PaCO_2$ 升高时,正常人通过增加肺泡整体通气进行代偿。这纠正了高碳酸血症和只有一小部分的低氧血症,由于 O_2 和 CO_2 不同形状的解离曲线。A-a 梯度可以衡量 V/Q 不匹配,在后面进行讨论。

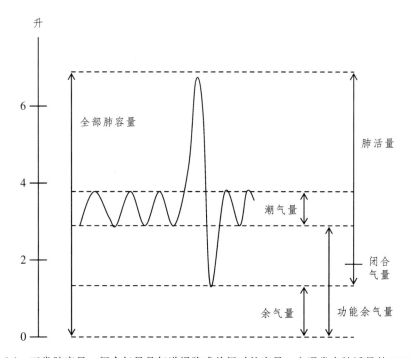

图 4.1 正常肺容量。闭合气量是气道塌陷或关闭时的容量。它通常占肺活量的 10%,到 65 岁时增加到 40%。

通气的机制是复杂的。表面活性物质在肺的弹性性能中起着重要的作用(在急性呼吸窘迫综合征中是减少的)。当胸廓有轻微扩张的倾向时,肺会有回弹的倾向。这就产生了吸气时会增加胸膜内压,因为随着肺的扩张,它的弹性回弹也会增加。图 4.2 显示了正常呼吸时肺泡内的压力变化。

通气由脑干呼吸中枢控制,来自大脑皮层的输入(自动控制)。影响通气的肌肉包括膈肌、肋间肌、腹肌和辅助肌肉(如胸锁乳突肌)。通气是由中央和外周的化学感受器,以及肺部的其他感受器感知的。正常情况下,$PaCO_2$ 是控制通气的最重要因素,但睡眠、老年和气道阻力(如 COPD)会降低 $PaCO_2$ 变化的敏感性。除 $PaCO_2$ 升高外,其他增加通气的因素包括低氧血症、动脉 pH 值过低和需氧量增加的情况(如败血症)。

氧合

在海平面上,空气中的氧气压力约为 20kPa(154mmHg),随后在线粒体下降到 0.5kPa(3.8mmHg)左右。这种梯度被称为"氧阶梯",如图 4.3 所示。这一阶梯任何一点的中断都可能导致缺氧,例如,高海拔、上气道或下气道阻塞、肺泡问题、血红蛋白异常、循环衰竭或线粒体功能障碍。

如果一例患者吸入 60%的氧气,PaO_2 为 13kPa(100mmHg),可以看出气体交换存在严重的问题,13kPa 的"正常"值在吸入氧浓度(FiO_2)较高的情况下根本不

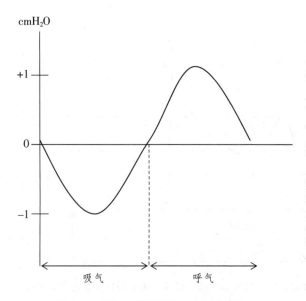

图 4.2　正常呼吸时肺泡内的压力变化。

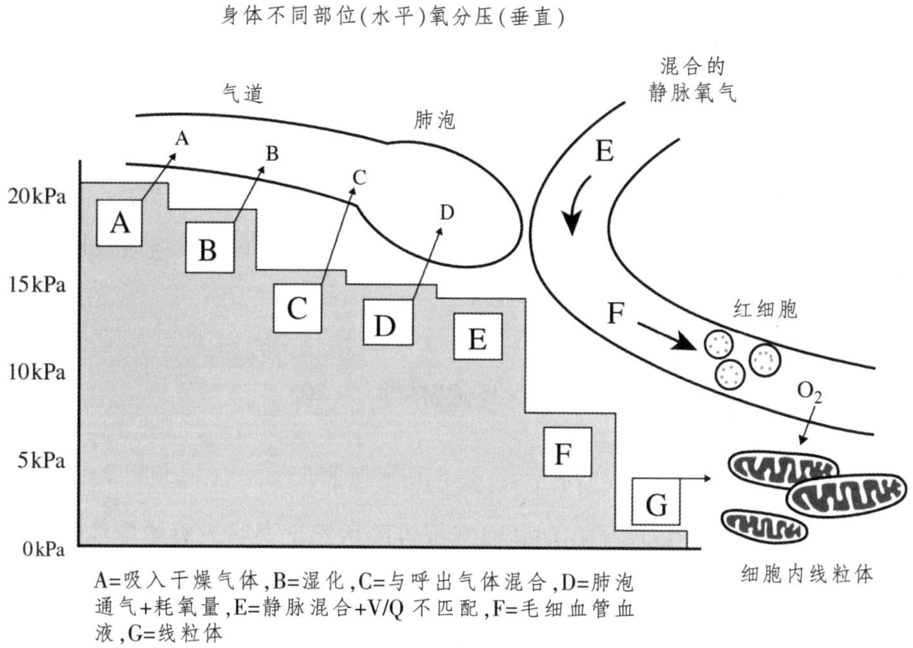
身体不同部位(水平)氧分压(垂直)
气道
肺泡
混合的
静脉氧气
A
B
C
D
E
F
G
红细胞
O_2
20kPa
15kPa
10kPa
5kPa
0kPa
细胞内线粒体
A=吸入干燥气体,B=湿化,C=与呼出气体混合,D=肺泡通气+耗氧量,E=静脉混合+V/Q 不匹配,F=毛细血管血液,G=线粒体

图 4.3 氧阶梯。

会正常。健康人的 PaO_2 预测值大约比 FiO_2 低 10kPa(75mmHg)。在氧阶梯的肺泡-动脉阶段(图 4.3D~E),可能出现气体交换的问题。正常人的肺泡-动脉的差异很小,因为肺的支气管静脉和心脏的最小静脉绕过肺泡直接将不饱和血液输送至左心室。巨大的差异往往源于病理学。

在上面的病例中,我们可以看到 FiO_2 和 PaO_2 之间的差异,不需要计算。然而,肺泡和动脉氧气的差异(A-a 梯度)可以用肺泡气体方程测量。

氧气离开肺泡以交换二氧化碳。动脉和肺泡 $PaCO_2$ 几乎是一样的。如果我们知道吸入气体的组成和呼吸交换比,就可以计算出肺泡的氧浓度(呼吸交换比考虑到组织的新陈代谢)。为了将 FiO_2 转化为局部吸入氧气的压力,我们必须调整大气压、水蒸气压力和温度。假设海平面(101kPa 或 760mmHg),吸入的空气100%湿化(水蒸气压力 6kPa 或 4mmHg),温度为 37℃,肺泡气体方程如下:

$$PAO_2=FiO_2(PB-PAH_2O)-PACO_2/0.8$$

PAO_2=肺泡 PO_2

FiO_2=吸入氧气的比例

PB=101kPa 大气压

PAH$_2$O=肺泡水分压 6kPa

PACO$_2$=肺泡 CO$_2$

0.8 为呼吸交换比(或呼吸熵)

一旦预测 PAO$_2$，A–a 梯度可以计算为 PAO$_2$–PaO$_2$。正常的 A–a 梯度在吸烟者和老年人中可达 2kPa(15mmHg)或 4kPa(30mmHg)。

例如，一个人呼吸的空气 PaO$_2$ 为 12.0kPa，PaCO$_2$ 为 5.0kPa，其 A–a 梯度如下：

PAO$_2$=FiO$_2$(PB–PAH$_2$O)–PACO$_2$/0.8

PAO$_2$=0.21×95–5/0.8

(计算空气的 A–a 梯度时，0.21×95 通常缩写为 20)

20–5/0.8=13.75

因此，A–a 梯度为 13.75–12=1.75kPa。

A–a 梯度的计算说明了在动脉血气报告中始终记录吸入氧浓度的重要性；否则，可能检测不到氧合问题。A–a 梯度的一些应用在本章末尾的病例中做了说明。然而，重要的是要记住一个普遍的原则，"正常"化验结果并不一定排除重要的病理。

呼吸衰竭的机制

呼吸衰竭是指在海平面上呼吸空气而没有心内分流时，PaO$_2$<8.0kPa(60mmHg)，无论是否存在 PaCO$_2$ 过高。

传统上呼吸衰竭分为 1 型和 2 型，但这些都不是实用的术语，最好是这样认为：

- 通气失败。
- 氧合失败。
- 通气和氧合失败。

通气失败

如前所述，V/Q 不匹配导致 PaCO$_2$ 过高。但高碳酸血症呼吸衰竭发生在患者不能通过增加肺泡总通气来代偿 PaCO$_2$ 过高时，这通常发生在导致肺泡通气不足的情况。

图 2.5 显示了疾病如何影响呼吸肌负荷和呼吸肌强度，失衡导致肺泡通气不足。总结一下，呼吸肌负荷是随着阻力的增加而增加(如上气道或下气道阻塞)，顺应性降低(如感染、水肿、肋骨骨折或肥胖)，以及呼吸频率增加。呼吸肌力的降

低可以由任何神经-呼吸通路的一部分问题引起,如运动神经元病、格林-巴雷综合征、重症肌无力、危重型多发性神经病变/肌病或电解质异常(低钾、低镁、低磷或低钙)。吗啡等作用于呼吸中枢的药物会降低总通气量。氧气疗法可纠正因 V/Q 不匹配或肺泡通气不足而导致的低氧血症。

氧合失败

尽管低氧血症有很多潜在的原因,如氧阶梯所示,但氧合失败最常见的原因是:

- V/Q 不匹配。
- 肺内分流。
- 弥散问题。

V/Q 不匹配

如果气道因分泌物的出现而受损,或因支气管收缩而变窄,则该段会有灌注,但只有部分通气。由此产生的 V/Q 不匹配将导致低氧血症和高碳酸血症。患者将增加肺泡的总通气进行代偿。补充氧气会导致 PaO_2 升高。

在正常的肺中,肺底的灌注较好,但通气较差;而肺尖的通气较好,但灌注较差。因此,肺底实变更容易引起低氧血症,因为有基础病理时可发生严重的分流。另一方面,在肺尖可以发生严重的实变(如肺结核),但是很少引起低氧血症。

肺内分流

如果气道完全充满液体或塌陷,则该段会有灌注,但根本没有通气(图 4.4)。混合静脉血经其分流。在中至重度分流的情况下增加吸入的氧气不能改善 PaO_2。在观察肺炎和肺不张时,肺内分流是低氧血症的原因。

V/Q 不匹配和肺内分流通常可以通过患者对补充氧气的反应来区分。在大分流的情况下即使给患者高浓度氧,也不能消除低氧血症。由于氧解离曲线有相对陡峭的部分(图 2.7),而吸入的氧气的小幅度降低可能会导致 PaO_2 的大幅度降低。

弥散问题

某些病情(如纤维化)会影响通常非常薄的血气屏障,导致气体无法有效扩散。对补充氧气的反应是随着疾病严重程度的升高而降低。

总之,在 V/Q 不匹配、肺内分流、弥散等问题下,通气充足但气体交换不足,会出现 PaO_2 过低和 $PaCO_2$ 正常或过低。

通气和氧合失败

气体交换问题往往伴有通气不足,导致低氧血症和高碳酸血症,术后呼吸衰竭就是出现这种情况的一个例子。当发生术后呼吸衰竭时,低氧血症可能是由于感染或全身麻醉和疼痛的联合作用而引起肺不张。功能余气量低于闭合容量也会导致肺依赖部分的气道塌陷(见图4.1)。高碳酸血症是由于顺应性降低引起的负荷过重,以及因疼痛或阿片类药物而引起分钟通气量(每分钟吸入/呼出的气量)的降低。高危患者是包括有肺部疾病、肥胖或做过上腹部或胸部手术。

框4.1概述了预防术后呼吸衰竭的措施。

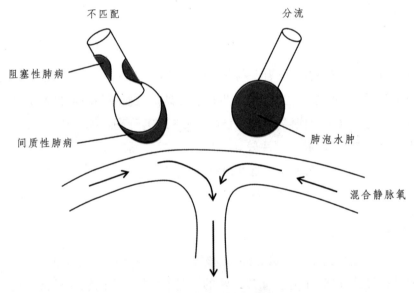

图4.4 V/Q不匹配与分流。

框4.1　预防术后的呼吸衰竭
• 术前识别高危患者:已有肺部疾病、上腹部或胸部手术、吸烟者(纤毛转运受损)、肥胖。
• 制订"术前康复"(见第9章)。
• 尽可能采用局部麻醉。
• 术后早期胸部物理治疗。
• 氧气湿化。
• 尽可能避免使用可能抑制通气的药物。
• 肺炎的早期诊断。
• 如有指征,可提供早期呼吸支持。

呼吸支持

在理想情况下,不能通过药物治疗迅速康复的急性呼吸衰竭患者,应住进呼吸护理病房或其他 2~3 级场所。低氧血症是呼吸衰竭最致命的方面。治疗的目标是确保足够的氧气输送到组织,这通常是在 PaO_2 至少为 8.0kPa(60mmHg)或 SpO_2 至少为 93%时能够实现。然而,慢性呼吸衰竭患者与先前肺正常患者的治疗目标不同。这些患者没有必要达到正常值(见第 2 章)。

除了氧气疗法和治疗的潜在病因外,采用各种形式的呼吸支持来治疗呼吸衰竭。呼吸支持主要有两种类型:无创和有创。无创呼吸支持包括双水平正压通气(BiBAP)或持续气道正压(CPAP),通常通过合适的面罩,以及经鼻高流量氧疗(HFNOT)来实施。有创呼吸支持需要气管插管,气管插管有几种不同的模式。

"呼吸支持"并不一定意味着机械通气。例如,CPAP 不是通气,在后文会有解释。ABCDE 方法仍然很重要,应该用于评估和管理任何呼吸衰竭患者(表 4.1)。

表 4.1　呼吸衰竭患者的处理方法

	行动
A	评估并治疗上气道阻塞
	必要时供氧
B	观察胸部:评估频率、深度和对称性
	测量 PaO_2
	迅速用听诊器听诊(吸气、喘息、啰音)
	如果患者通气不足,可能需要使用气袋和面罩
	治疗气喘、气胸、积液、虚脱、感染等
	是否需要物理治疗师
C	可能需要液体试验或补液
	可能需要血管活性药物治疗败血症(见第 6 章)
D	评估意识水平,因为可影响治疗的选择
E	ABCD 稳定吗?如果没有,从头开始,寻求帮助
	动脉血气
	收集更多信息(如患者的日常功能容量)
	决定是否需要及需要哪种类型的呼吸支持
	立刻做入住 ICU 和心肺复苏的决定
	在没有正确的监护设备和医护人员的情况下,不要移动病情不稳定的患者
	如果还没有,打电话给资深同事

呼吸支持的指征：

- 尽管进行了药物治疗,但仍无法氧合或通气。
- 出现不可接受的呼吸疲劳。
- 有气管插管和通气的非呼吸指征(如需要保护气道)。

一旦决定了患者需要呼吸支持,下一个问题是,需要哪种类型的呼吸支持?通气失败可以通过增加呼吸深度和频率而增加肺泡通气来治疗。然而,氧合失败可通过肺泡恢复和维持肺容量来治疗,如应用呼气末正压(PEEP 或 CPAP)。图 4.5 总结了不同类型的呼吸支持。

有证据表明,在不同的临床情况下,什么效果最好[1]。这个信息很重要。例如,没有充分的证据表明对患有危及生命的哮喘的年轻人"尝试"无创通气有任何好处。不同情况下呼吸支持的一线方法见表 4.2。

无创呼吸支持

无创呼吸支持对重症监护室以外的工作人员来说将来会更熟悉。BiPAP 和 CPAP 是两种无创呼吸支持类型。在迷你教程中将进一步讨论 HFNOT。无创 BiPAP 也被称为 NIV。呼吸机在患者自身呼吸触发的两种不同压力之间循环,即

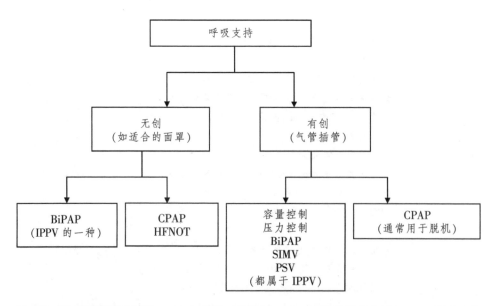

图 4.5　不同类型的呼吸支持。IPPV,间歇正压通气;SIMV,同步间歇指令通气;PSV,压力支持通气。

表 4.2　不同原因急性呼吸衰竭的呼吸支持的一线方法

气管插管	无创通气(NIV/BiPAP)	无创 CPAP
• 哮喘 • 肺炎 * • 急性呼吸窘迫综合征 • 严重呼吸性酸中毒(pH 值<7.25)** • 不稳定的患者或无创呼吸支持的禁忌证 • 由于意识水平降低,无法保护气道	在下列情况下出现轻至中度的呼吸性酸中毒(pH 值为 7.25~7.35): • COPD 加重 • 继发于胸壁畸形(如脊柱后侧凸)的高碳酸血症呼吸衰竭或神经肌肉疾病 • 失代偿性睡眠呼吸暂停 • 有创通气脱机 • 急性心源性肺水肿 • 术后呼吸衰竭 • 免疫缺陷患者的急性呼吸衰竭	• 治疗低氧血症肺炎患者或术后呼吸衰竭合并肺不张(可采用其他方法来代替,如湿化 HFNOT) • 急性心源性肺水肿

* 如果将无创通气(NIV)或 CPAP 试验用于没有 COPD 或术后呼吸衰竭患者的肺炎治疗,应在 ICU 进行密切监测并可以快速插管。分泌物过多的患者也可能需要气管插管。

** 在严重呼吸性酸中毒(如严重的 COPD)有治疗上限的情况下,有时也使用无创呼吸支持。

较高的吸气气道正压(IPAP)和较低的呼气气道正压(EPAP)。在 CPAP 中,在患者整个呼吸周期内施加一个正压。无创 BiPAP 和 CPAP 的差异如图 4.6 所示。

无创呼吸支持的禁忌证:
- 无法保护自己的气道。
- 意识水平降低。
- 呼吸骤停或呼吸暂停发作。
- 近期做过面部、食管或胃部手术。
- 肠梗阻。
- 呼吸道分泌物过多。
- 其他器官系统衰竭(如血流动力学不稳定)。
- 严重的意识模糊或躁动。

然而,如果确定患者因严重的慢性肺病而不适合气管插管,则有时会在昏睡患者中使用无创 BiPAP。

无创 BiPAP

与 ICU 的呼吸机相比,无创呼吸机的设计更简单。这是因为大多数无创呼吸

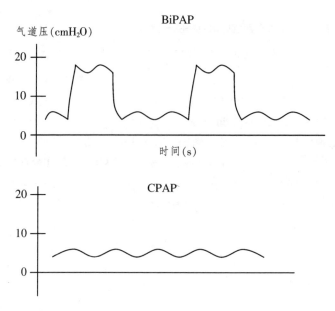

图 4.6　无创 BiPAP 与 CPAP 的差异。在无创 BiPAP 中,机械通气是在自主呼吸的基础上进行的。瘫痪患者的 BiPAP 见图 4.9。

机最初是为家庭使用而设计的。这样做的缺点是在医院使用时,一些旧机型在监测和报警方面的配置不足。

操作者必须选择合适的面罩类型和尺寸,并设置基本的呼吸机控制:供氧流速、吸气压(IPAP)、呼气压(EPAP)、备用呼吸频率、吸气时间或I:E 比值。

无创 BiPAP 用于轻至中度急性呼吸性酸中毒的一些患者(表 4.2)。在 COPD 急性加重期,通常开始设置 IPAP 为 15cmH$_2$O,EPAP 为 5cmH$_2$O。然后根据患者舒适度、达到的潮气量(如果测量的话)和动脉血气进行调整。

急症病房无创 BiPAP 的主要适应证是轻至中度呼吸性酸中毒(pH 值为 7.25~7.35)[2]:

- COPD 加重。
- 急性心源性肺水肿(BiPAP 或 CPAP 均可)。
- 继发于胸壁畸形的慢性高碳酸血症急性发作呼吸衰竭或神经肌肉疾病。
- 失代偿性阻塞性睡眠呼吸暂停。
- 有创通气脱机。

也有证据表明,无创 BiPAP 可用于胸部创伤(无气胸)导致的急性呼吸衰竭,术后急性呼吸衰竭和急性呼吸衰竭伴免疫功能不全的患者,在所有这些情况下,患者应该由专家治疗,并且其应在 ICU 监护下进行。

无创 BiPAP 不推荐用于既往无肺部疾病、哮喘或病毒性疾病引起的严重急性呼吸综合征的急性呼吸衰竭患者。

有大量的证据支持无创 BiPAP 治疗 COPD 急性加重(见迷你教程)。无创 BiPAP 也可以用于 ICU 插管和通气的患者的间歇治疗。至少 60% 的 COPD 患者出现脱机问题,这是延长 ICU 住院时间的主要原因。一项随机多中心试验表明,无创 BiPAP 在 COPD 患者的脱机过程中比传统方法更成功[3]。T 管试验失败的患者(无支持自主呼吸)在插管 48 小时后被随机分配,拔管后立即接受无创 BiPAP 或常规脱机(逐渐减少呼吸机支持)。无创 BiPAP 组脱机时间更短,ICU 住院时间也更短,医院获得性肺炎的发生率更低,60 天生存率更高。其他研究也有类似的发现。

早期无创 BiPAP 治疗肺炎的试验是令人沮丧的,但后来在社区获得性肺炎(56 例患者)中进行的无创 BiPAP 前瞻性随机试验显示,呼吸频率及插管需求显著下降[4]。然而,在这项研究中,有一半患者患有 COPD,而且是在 ICU 进行的。以前病情良好的,并且需要通气治疗肺炎的患者应该转入 ICU,因为他们可能需要气管插管。

迷你教程:NIV 治疗 COPD 加重

约 20% 因 COPD 住院的患者存在或会发展为高碳酸血症呼吸衰竭,这增加了死亡率。有几个无创 BiPAP 与标准治疗 COPD 急性加重的随机对照试验[1,5]。最有力的证据支持使用无创 BiPAP 是由于急性呼吸性酸中毒(即没有代谢性酸中毒)引起的 pH 值为 7.25~7.35 的患者。BiPAP 降低了呼吸急促的感觉,减少了气管插管的需要,并提高了生存率。如果患者想要改善,BiPAP 通常应在治疗开始的 1~4 小时实施。

有研究对无创 BiPAP 和气管插管进行了比较。在一项研究中[6],平均 pH 值为 7.20。两组患者的生存率相似,但实施无创 BiPAP 的患者是成功的,他们有更短的 ICU 和住院时间,以及更少的并发症(表 4.3)。以下患者被排除在无创治疗之外:呼吸骤停或呼吸暂停发作、低血压、需要镇静的躁动、心率低于 60 次/分。

表 4.3 无创呼吸支持与插管的并发症

无创呼吸支持	气管插管
鼻梁皮肤坏死	肺炎
误吸	气压伤和容积伤
心输出量改变(减少)	心输出量改变
	镇静的并发症和瘫痪
	气道狭窄/气道软化

当 pH 值<7.35 时,应立即启动无创 BiPAP,因为酸中毒的程度越深,改善的机会就越少。它应作为治疗急性呼吸衰竭潜在原因的全面内科治疗的辅助手段。在一项为期 1 年的流行病学研究中,在一个城市 1000 例因 COPD 加重而入院的患者中,约 1/5 的患者在抵达急诊时出现酸中毒,但其中 20% 的患者在入院时的 pH 值正常[7]。这包括初始 pH 值<7.25 的患者,表明支气管扩张剂和控制氧气疗法在 COPD 急性加重的初始治疗中是重要的。

使用无创 BiPAP 的患者需要密切监护,因为随时都可能发生病情恶化。简单的措施如调整面罩以减少过多的空气泄漏,会影响治疗的成功与否,或与其他治疗的不同。经常测量基本的生命体征可以提示无创 BiPAP 是否有效。如果在治疗的最初几个小时内,尽管调整了呼吸机设置,但无创 BiPAP 仍不能改善呼吸性酸中毒,则应考虑气管插管。

无创 BiPAP 治疗 COPD 急性加重失败的预测因素包括:

- 2 小时内无改善。
- 急性生理和慢性健康评估(APACHE)评分过高。
- 肺炎。
- 体重过轻的患者。
- 神经损害。
- 启动 NIV 前 pH 值<7.3。

建议无创 BiPAP 在一个专门的区域实施,工作人员应接受过应用培训,具备使用经验,并意识到其局限性[8]。所有患者都应该有一个清晰的计划,包括在病情恶化时应该做什么,包括心肺复苏和气管插管的决定。

COPD 的指南(包括集束化照护)可以在 British Thoracic Society 网站上找到[8]。

无创 CPAP

无创 CPAP 在 20 世纪 80 年代首次作为阻塞性睡眠呼吸暂停(OSA)的治疗方法。一个紧贴的面罩或鼻罩在患者整个呼吸周期中提供一个正压。当发生 OSA 时,CPAP 可防止咽部塌陷。对于能够自主呼吸的患者,CPAP 也可以通过气管插管或气管切开套管进行,在 ICU 的呼吸机脱机时使用。

无创 CPAP 在急诊病房的主要适应证包括:

- 改善肺不张合并肺炎或术后呼吸衰竭患者的氧合。
- 急性心源性肺水肿。

对于能够自主呼吸的患者,CPAP 的应用可提供呼气末正压(PEEP),从而逆转或防止肺不张,以改善功能残气量和氧合。这些改进可以防止气管插管的需要,有时可以减少呼吸做功。在这些情况下,HFNOT 可以作为一种替代方法(见迷你教程)。然而,对于肺泡通气不足的患者,采用机械通气比 CPAP 更合适。

CPAP 回路中的吸气流量需要足够高,以匹配患者的吸气流速峰值。如果不能做到这一点,患者将对着封闭的瓣膜呼吸,有可能产生显著的胸膜负压,从而导致肺水肿。看看正在使用的 CPAP 循环中的呼气阀。吸气时的阀门应保持轻微打开(图 4.7)。

无创 CPAP 可减少呼吸窘迫,并可能降低心源性肺水肿引起的急性呼吸衰竭的气管插管和死亡率,尽管死亡率方面的数据还没有定论[9]。在院前环境中,CPAP 也是一种可行的技术,因为它比 BiPAP 更简单,只需要设备和很少的培训。

在急性心源性肺水肿中,CPAP"挤压"肺泡中的液体进入循环。由于肺水从肺泡空间重新分布到血管套周围,分流水平下降。CPAP 对心血管也有一定的影响:

- 左心室功能改善,因为后负荷减少(导致每搏输出量增加)。这是因为胸腔内压力的增加对左心室起到挤压作用。心室和主动脉之间的压力梯度随之降低,从而减少收缩期间所需的工作(即后负荷),见图 4.8。

- 呼吸窘迫的缓解可改善血流动力学,逆转高血压和心动过速,可能是通过减少交感神经递质的刺激。

当发生急性心源性肺水肿时,患者对药物治疗无效时,可用于无创 CPAP,氧

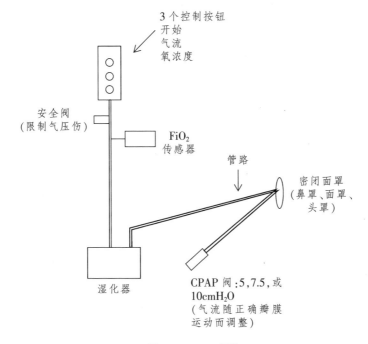

图 4.7 CPAP 回路。

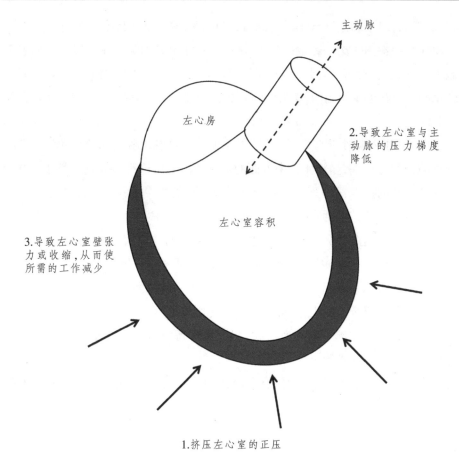

图 4.8 CPAP 如何减少后负荷。

气疗法后仍患有急性呼吸性酸中毒或低氧血症。然而,对无创 CPAP 反应不灵敏的患者应考虑气管插管。

迷你教程:HFNOT

　　HFNOT 能够输送高浓度和高流量的湿化氧,相当于约 5cmH$_2$O 的 PEEP。鼻套管提供 CPAP 效果的能力首先在新生儿中被注意到,现在普遍用于成人[10]。HFNOT 可以输送高达 60L/min 的气体流量,其优点是:

- 解剖无效腔缩小。
- 应用 PEEP。
- 输送 FiO$_2$ 接近 1.0(100%氧气)。
- 输送加湿、加温的气体。
- 能够处理大量分泌物。

FLORALI 试验[11]随机选取了 11 例无高碳酸血症且无 HFNOT、标准氧气疗法或 NIV 禁忌证(如血流动力学不稳定)的非心源性急性低氧血症的呼吸衰竭患者。患者均有 PaO_2/FiO_2 比值≤300mmHg(40kPa)或更低的比值(即肺泡氧与 FiO_2 的比较,肺泡氧由肺泡气体方程得出)。在 PaO_2/FiO_2 比值<200mmHg 的患者中,使用 HFNOT 可改善生存率,减少气管插管。

HFNOT 的禁忌证与无创呼吸支持的相同。其优点意味着其被越来越多地用于治疗肺炎和术后呼吸衰竭,但与所有无创呼吸支持一样,仔细选择患者是很重要的,因为不适当的坚持可能会延迟气管插管,从而导致更糟糕的结果。

在一些国家,经鼻加湿快速吸气、换气常用于麻醉和镇静[12]。经鼻套管加热、湿化,以 70~90L/min 的速率给予高流量氧。这不仅提供了 PEEP,而且还提供了一定程度的通气,这是由来自上方的主要声门上涡旋气体和来自下方的"心源性震荡"相互作用的结果。心源性震荡是由每次心搏时血液进出胸腔使小气道受压和扩张引起的。举两个例子,由"心源性呼吸"引起的气体交换量很小,但是足以在困难的气管插管和共享气道手术中允许较长时间的呼吸暂停或通气代偿。

有创呼吸支持

在过去,"铁肺"被用来给胸部施加间歇性负压,从而使肺充气,但手动 IPPV 是在 1952 年 Copenhagen 脊髓灰质炎大流行期间引入的。死亡率低于以前使用的技术。这预示着重症监护病房的产生。

ICU 的呼吸机被设定为给肺部充气时提供一定的容量或一定的压力。这被称为"容量控制"或"压力控制"通气。这些不同的通气方式各有优缺点(表 4.4)。

在容量控制通气中,吸气持续进行,直到达到预定的潮气量,然后被动呼气。

表 4.4　容量与压力控制的优缺点

	容量控制	压力控制
输送	输送一个设定的潮气量,无论这需要多少压力。这可能导致过高的峰值压力和气压伤	如果气道压力高,只会输送少量的潮气量。如果肺顺应性不断变化就好了
漏气	很少补偿	能很好地补偿漏气(例如,面罩不紧密或管路故障)
PEEP	一些流量/容量控制呼吸机不能应用 PEEP	轻松地增加 PEEP

PEEP=呼气压。

这种模式的特点是气体通常以恒定的吸气速率输送,导致气道的峰值压力高于肺扩张所需的压力。由于输送的容量是固定的,气道压力随肺的顺应性和气道阻力的变化而变化。主要缺点是可能会产生过高的气道压力,导致气压伤,因此应由操作者设定压力限制。

在压力控制通气下,施加恒定的吸气压力,呼吸机和肺之间的压差导致充气,直到达到该压力。被动呼气随之而来。输送容量取决于肺和胸廓的顺应性。压力控制的主要优点是使用减速吸入气流模式,吸入气流随着肺的膨胀而逐渐减少。这通常会导致气体在整个肺的分布更加均匀。缺点是肺力学的动态变化可能导致潮气量的变化。

先进的呼吸机已经被制造出来,不仅结合了这两种模式的优点,还能与患者互动。ICU 呼吸机可以在不同模式之间切换以适应临床情况,并在患者康复时便于脱机。呼吸机模式通常由什么触发呼吸(触发变量)、什么控制呼吸过程中气体输送(目标或限制变量)和什么终止呼吸(循环变量)来描述。例如,BiPAP 是由机器或患者触发的,以压力为目标和时间循环。

ICU 最常用的呼吸机模式包括:

- BiPAP。
- SIMV。
- PSV 又称为辅助自主呼吸。
- CPAP。

在 ICU 环境中,BiPAP 被认为是一种单一的通气模式,涵盖了从机械通气到自主呼吸的整个过程。当患者没有自主呼吸时,呼吸机就像一个压力控制的呼吸机。当患者有自主呼吸时,呼吸机与患者的呼吸间歇同步,自主呼吸可以发生在呼吸周期的任何阶段,而不会使气道压力高于设定的最大水平,与发生在常规压力的控制通气一样。当患者能够更充分地呼吸时,就使用压力支持来增加每一次自主呼吸。

这些不同呼吸机模式的波形如图 4.9 所示。

与通气模式一样,ICU 呼吸机的操作者还可以调整以下主要变量:FiO_2、吸气压、吸气压(PEEP)、备用呼吸频率、吸气时间或 I:E 比,以及报警界限(如潮气量的最小值和最大值)。

PEEP

PEEP 可防止肺泡塌陷,有以下几种益处:

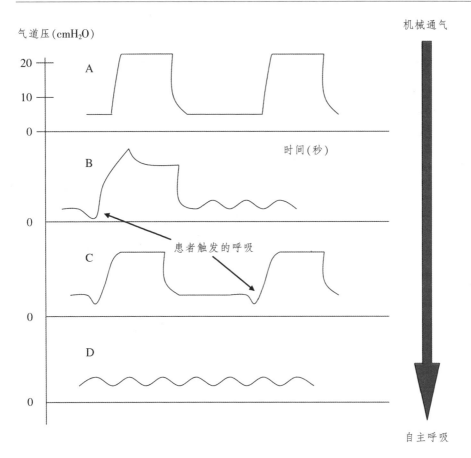

图 4.9 不同呼吸机模式的波形。A，瘫痪患者的 BiPAP（即无自主呼吸）；B，SIMV。在机械呼吸之间有自主呼吸。呼吸机同步机械呼吸，这样吸气时肺就不会膨胀。C，加强 PSV（压力支持通气）。呼吸机协助每一次自主呼吸。D，CPAP。自主通气加上持续的气道正压通气。

- 改善通气血流比值。
- 减少由反复打开和关闭而引起的剪切力所造起的肺损伤。
- 预防肺泡塌陷中表面活性剂的损坏，从而改善肺的顺应性。

肺疾病通常是不均一的，因此肺某一部分的肺泡的增加可能导致另一部分的过度膨胀。PEEP 还会增加平均的胸腔内压力，减少心输出量。PEEP 通常设置为 5cmH$_2$O，如有需要可增加。对于特定患者来说，"最佳 PEEP"可以从呼吸机的压力容量环显示中被推断出来。

机械通气的效果

当发生 IPPV 时,胸腔泵发生反转,在自主吸气时正常的胸腔内负压,将血液从腔静脉吸进胸腔,这是静脉回流的一个重要方面。当 IPPV 吸气静脉回流减少时,若增加 PEEP,则整个呼吸周期的静脉回流受阻。其会导致低血压。静脉回流损伤的程度与平均的胸腔内压力成正比。所以呼吸模式的改变,不仅仅是压力,还会引起心血管的变化。

在肺容量较高时,心脏可因肺扩张而直接受压。其妨碍了心室的充分充盈。心室收缩力也受到影响。胸腔内压力升高会直接降低左、右心室的射血压力,即收缩期心室壁内外压力的差值。因此,在给定的舒张末期容量下,每搏输出量减少。IPPV 也可减少肾、肝和内脏的血流。

在 IPPV 期间这些生理变化可在危重患者插管时突然出现。明显的低血压和心血管衰竭可能是气管插管前未纠正的容量损耗的结果,加上麻醉药物可引起血管扩张和降低循环儿茶酚胺的水平,会使患者失去意识。当患者清醒并能自主呼吸时,机械通气对患者的影响不那么严重。

尽管机械通气可以挽救呼吸衰竭患者的生命,但应用不当的通气技术不仅会引起心血管损伤,还会损伤肺组织,导致呼吸机诱导的肺损伤。特别是,潮气量过大和过度周期性膨胀和收缩已被证明会使急性肺损伤的预后恶化(见第 6 章)。

呼吸衰竭管理的流程概述如图 4.10 所示。

迷你教程:急性重度哮喘的气管插管

气管插管和通气在急性重度哮喘中可作为一种挽救生命的干预措施。如果有指征(即当最大限度的药物治疗没有反应时),重要的是尽早而不是晚些进行治疗。然而,提前 10 分钟的准备时间是值得的,特别是对于那些很不稳定的患者,因为由于未纠正的容量损耗造成的心血管衰竭,儿茶酚胺反应的消除,以及在给予麻醉药物时的血管扩张。患者应在麻醉诱导前进行容量加载,随时准备血管升压药(如麻黄碱或间羟胺)治疗低血压。麻醉药物的使用应使低血压降到最低,如果可能,应避免使用可导致组胺释放的药物。对于严重危及生命的急性哮喘,最大限度的药物治疗可能是静脉注射沙丁胺醇、硫酸镁、氢化可的松和雾化或皮下注射肾上腺素[13]。治疗应与插管准备工作进行的同时开始。气管插管后,患者通气时呼气时间较长,这可能意味着每分钟只有 6~8 次呼吸。"允许高碳酸血症"是在这种情况下允许 $PaCO_2$ 升高时使用的术语,防止"堆积"。在下一次正压输送之前,有足够的时间完全出

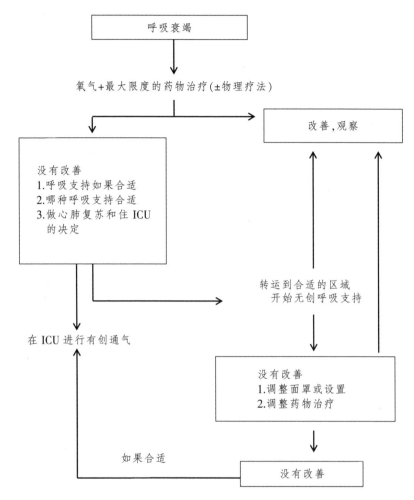

图 4.10 呼吸衰竭管理的流程。任何呼吸支持的适用应由资深医生决定,例如,对一名不可治愈的肺疾病的患者进行通气是不合适的。

现(严重下气道阻塞时延长)呼气。在"堆积"时,肺容积缓慢扩张,静脉回流减少,导致心输出量和血压逐渐下降。这可以通过断开呼吸机,使其被动呼气(这可能需要几秒钟的时间)出现来纠正。最新的英国哮喘指南可以在 British Thoracic Society 网站上找到[14]。

关键点:呼吸衰竭

- 呼吸衰竭是由于通气失败,氧合失败,或两者兼有。
- 治疗包括氧气疗法和潜在病因的治疗。
- 如果没有改善,则需要呼吸支持,其类型取决于临床情况。

- 呼吸支持可以是无创的(例如,通过密闭面罩、头罩或 HFNOT)或有创的(气管插管)。
- 不同类型的呼吸支持适用于不同的病情。
- ICU 呼吸机应根据临床情况使用几种不同的呼吸机模式。
- 有创机械通气与心血管效应和呼吸机诱导的肺损伤有关。

自我评估:病例

1.一例 30 岁既往体健的女性患者因服药过量陷入昏迷入院,只对疼痛刺激有反应。呼吸空气时动脉血气显示:pH 值为 7.24,$PaCO_2$ 为 8.32kPa(64mmHg),标准碳酸氢盐为 29mmol/L,BE +3,PaO_2 为 7.8kPa(60mmHg)。急诊科医生诊断她为药物中毒,由于低氧血症怀疑吸入性肺炎。你如何评估?

2. 24 小时后,由于该患者已经康复,医院需要空出床位,你要对她进行出院评估。她神志清醒,定向力好,再次进行动脉血气检查显示:pH 值为 7.6,$PaCO_2$ 为 3.1kPa(24mmHg),标准碳酸氢盐为 2mmol/L,BE-3,PaO_2 为 9.1kPa(70mmHg)。你应该让这例患者出院吗?

3.一例 24 岁的女性患者因急性严重哮喘入院。她的生命体征:血压为 100/60mmHg,脉搏为 130 次/分,呼吸频率为 40 次/分,呼吸无力,体温 37℃,嗜睡。储氧袋面罩 15L/min 供氧下的动脉血气分析显示:pH 值为 7.15,$PaCO_2$ 为 9.0kPa(70mmHg),标准碳酸氢盐为 22mmol/L,BE-3,PaO_2 为 7kPa(54mmHg)。你该如何管理?

4.不久在 ICU,同一例患者出现低血压(60/30mmHg)。患者被镇静并无法运动,呼吸机的呼吸频率设置为 12 次/分,吸呼比为 1:4,潮气量为 600mL,气道压力峰值为 45cmH_2O。低血压的可能原因是什么? 你该如何管理?

5.一例 50 岁的男性患者因 COPD 加重入院。文丘里面罩 28%氧气的动脉血气显示:pH 值为 7.3,$PaCO_2$ 为 8.0kPa(62mmHg),标准碳酸氢盐为 29mmol/L,BE +3,PaO_2 为 7kPa(54mmHg)。你该如何管理?

6.一例 40 岁男性患者,无既往病史,因严重肺炎入院。他的生命体征:血压为 120/70mmHg,脉搏为 110 次/分,呼吸频率为 40 次/分,体温为 38℃,神志清醒。储氧袋面罩 15L/min 供氧下的动脉血气分析显示:pH 值为 7.31,$PaCO_2$ 为 4.0kPa(31mmHg),PaO_2 为 6kPa(46mmHg),标准碳酸氢盐为 14mmol/L,BE-7。你应该怎么做?

7.你被叫去见一名 70 岁的老人,3 天前他因为小肠梗阻做了剖腹手术。他咳嗽并伴有绿痰和发热。呼吸频率增加(30 次/分),Hudson 面罩 10L/min 供氧下的动脉血气分析显示:pH 值为 7.3,$PaCO_2$ 为 8.0kPa(62mmHg),标准碳酸氢盐为 29mmol/L,BE +3,PaO_2 为 7.6kPa(58mmHg)。你应该怎么做?

8.一例体重 60kg 的 25 岁女性患者被诊断患有格林-巴雷综合征,她一直接受每日 2 次的用力肺活量(FVC)测量,并接受静脉注射免疫球蛋白治疗。她的 FVC 下降到 1L 以下,呼吸空气时的动脉血气显示:pH 值为 7.3,$PaCO_2$ 为 7.5kPa(58mmHg),标准碳酸氢盐为 27mmol/L,BE+2,PaO_2 为 10kpa(77mmHg)。她的呼吸频率为 28 次/分,肺扩张不良。你应该怎么做?

9.一例 50 岁的女性患者在出现急性呼吸困难后被送到急诊科。体格检查时,她的收缩压为 80mmHg,脉搏为 110 次/分,呼吸频率为 36 次/分,神志清醒,但呼吸窘迫。她的胸部无杂音,紧急便携式胸部 X 线检查正常。其心电图显示:窦性心动过速,V_1~V_6 导联 T 波倒置。她的动脉血气(储氧袋面罩吸氧 10L/min)显示:pH 值为 7.25,$PaCO_2$ 为 3.0kPa(23mmHg),标准碳酸氢盐为 10mmol/L,BE−12,PaO_2 为 12kPa(92mmHg)。你的诊断是什么? 你该如何管理?

10.一例 70 岁的 COPD 男性患者因病危入院。这几天他的呼吸更加急促。他只对疼痛刺激有反应,血压为 130/60mmHg,脉搏为 120 次/分,呼吸空气时的动脉血气显示:pH 值为 7.1,$PaCO_2$ 为 14.0kPa(108mmHg),标准碳酸氢盐为 20mmol/L,BE−5,PaO_2 6kPa(46mmHg)。你应该如何管理?

自我评估:讨论

1.这是由于 $PaCO_2$ 过高导致 pH 值低(酸血症)——呼吸性酸中毒。标准碳酸氢盐如预期的那样正常/高。PaO_2 降低。在这种情况下,PaO_2 降低可能是由于上呼吸道阻塞、吸入性肺炎或药物过量而引起的通气不足。可以评估患者在临床上气道阻塞的迹象,并且可以计算出 A−a 梯度来区分气体交换或通气不足。PAO_2=0.21×95−8.32/0.8=9.6kPa。因此,A−a 梯度为 9.6−7.8=1.8kPa,是正常的。这表明,PaO_2 过低的原因是通气不足,而不是吸入性肺炎。本例中的治疗仍然应从气道、呼吸和循环开始。

2.由于 $PaCO_2$ 过低,pH 值升高(碱血症)。标准碳酸氢盐如预期的那样正常/高。PaO_2 较以前有所改善,但仍低于预期值。A−a 梯度可以计算出来:PAO_2=0.21×95−3.1/0.8=16.1kPa。因此,A−a 梯度为 16.1−9.1=7kPa,是异常的。这种动脉血气的结果可以用进展性吸入性肺炎来解释,需要进一步评估。患者不应出院。

3.由于 $PaCO_2$ 过高导致的 pH 值降低(酸血症)——呼吸性酸中毒。标准碳酸氢盐如预期的那样正常/高。PaO_2 与 FiO_2 相比非常低,约为 0.8(或 80%)。根据英国国家医疗服务系统的数据,英国每天有 3 人死于哮喘,但其中许多死亡是可以避免的。以前危及生命的发作增加了哮喘死亡的风险。你应该从严重异常的生命体征中认识到,这是一例危及生命的哮喘病例。因此,适当的管理是立即求助,然后评估和管理气道、供氧、评估和管理呼吸〔雾化和(或)静脉注射支气管扩张剂,排除气胸〕,以及评估和管理循环(静脉输液,见迷你教程),当 A、B、C 稳定或帮助其到达时,继续进行失能和检查。除有显著改善外,否则该患者需要 ICU 小组评估和气管插管。

4.请参见关于急性严重哮喘患者气管插管的迷你教程。除了"堆积"外,张力性气胸和低血容量也是其他可能的原因。通常,呼吸机设置峰值的气道压力不超过 $35cmH_2O$。这有点复杂,因为急性严重哮喘的峰值压力不一定反映肺泡压力,而是反映克服气道阻塞所需的呼吸机压力。ICU 呼吸机常规使用 PEEP,但对急性严重哮喘通常没有好处,因为患者已经有明显的内源性或"自动"PEEP。总之,专家应监督每一个急性严重哮喘患者对呼吸机的需求。

5.由于 $PaCO_2$ 过高导致的 pH 值降低(酸血症)——呼吸性酸中毒。标准碳酸氢盐如预期的那样正常/高,PaO_2 降低。除 A、B、C 外,对其 COPD 加重进行及时的内科管理可能会改善病情。氧浓度可以增加到 35%,并了解患者的正常功能信息和以往的肺活量测定结果。应要求进行胸部 X 线检查,以排除气胸,并寻找肺炎。如果药物治疗后呼吸性酸中毒没有及时改善,应开始无创通气。氧气疗法通过呼吸机面罩进行,根据动脉血气调整。呼吸困难的患者脱水通常需要静脉输液。

6.由于标准碳酸氢盐过低,出现 pH 值降低(酸血症)。预期的 $PaCO_2$ 应该更低,表明有"潜在的"呼吸性酸中毒——他很累。该患者生命体征严重异常,高氧浓度下仍有明显的低氧血症。他可能很警觉,可以说话,但他需要 ICU 小组立即进行评估。脓毒症引起的代谢性酸中毒应给予静脉输液。虽然在这种情况下,有些人可能会首先尝试无创呼吸支持,但这没有循证指南的支持,不应该在 ICU 之外进行。这例患者很可能需要气管插管。

7.由于 $PaCO_2$ 过高导致的 pH 值降低(酸血症)——呼吸性酸中毒。标准碳酸氢盐如预期的那样正常/高,PaO_2 低。术后呼吸衰竭是因仰卧体位、全身麻醉和抑制深呼吸和咳嗽的疼痛而引起的肺不张导致的。阿片类镇痛药物也能抑制呼吸和咳嗽。其可出现分泌物滞留,甚至发生肺叶塌陷。在这种情况下,治疗应优先考虑良好的疼痛缓解(考虑硬膜外镇痛)和紧急的胸部物理治疗。应增加氧气浓度并湿化。需要使用抗生素和痰培养。如果没有改善,应联系 ICU 小组。我们可以首先尝试无创通气,但应在 2~3 级区域进行,每名患者应由专家进行单独评估。

8.由于 $PaCO_2$ 过高导致的 pH 值降低(酸血症)——呼吸性酸中毒。标准碳酸氢盐正常, PaO_2 低。有证据表明,由于呼吸肌无力增加(FVC 下降),导致呼吸衰竭($PaCO_2$ 高、呼吸频率增加和呼吸困难)。进一步检查可能会发现患者使用副呼吸肌并出现咳嗽,其本质是迟钝的。神经系统检查也可能发现延髓功能不良。在这种情况下,监测血氧饱和度和动脉血气对于决定何时进行呼吸支持几乎没有什么帮助,因为动脉血气异常是在通气衰竭之后,而不是之前。这就是 FVC 在这种情况下被密切监测的原因。通常的截止点是每千克体重为 15mL,低于这个值应建议进行气管插管和通气。高达 1/3 的格林-巴雷综合征患者住院后需要机械通气[14]。自主神经病变可伴随该综合征,导致心动过速和低血压,这也需要进行密切观察,特别是在气管插管时,可因深度迷走神经刺激导致心搏停止。

9.这例患者处于休克状态。由于标准碳酸氢盐过低而引起的 pH 值降低(酸血症)——代谢性酸中毒。 $PaCO_2$ 低于预期。然而,与 FiO_2 相比, PaO_2 非常低。A-a 梯度为 $PAO_2=0.8\times95-3.0/0.8=72.25kPa$ 。A-a 梯度 $=72.25-12=60.25kPa$ 。是什么原因导致胸部 X 线检查正常,而气体交换、血压和心电图变化出现如此严重的问题?答案是严重的肺栓塞。该病例的治疗(A、B、C 后,包括液体试验)包括静脉溶栓,应考虑肺栓塞会引起休克[15]。

10.由于 $PaCO_2$ 过高导致的 pH 值降低(酸血症),呼吸性酸中毒。标准碳酸氢盐应该正常/高,但他的是低的,表明有"潜在的"代谢性酸中毒。 PaO_2 低。应该评估他的气道,他需要氧气使其的 PaO_2 达到约 8kPa(60mmHg)。接下来应该评估他的呼吸并开始进行内科治疗。严重呼吸性酸中毒或昏迷的患者通常是无创通气的禁忌证。然而,在进行气管插管之前,应进一步了解患者慢性肺部疾病的严重程度。患者和他的专家之间是否已经就气管插管和通气进行了讨论?近亲是否有关于在发生急性严重疾病时如何处理的信息(例如,事先声明的形式或"不复苏"的指令)? 有时,无创通气被作为第二选择,但却是更合适的治疗方法。每例患者都应该由有经验的医生进行单独评估。

(李佳佳　邹海洁　译)

参考文献

1　Rochwerg B, Brochard L, Elliot MW et al. Official ERS/ATS clinical practice guidelines: non-invasive ventilation for acute respiratory failure. *Eur Respir J* 2017; 50: 1602426.

2　British Thoracic Society Standards of Care Committee. Non-invasive ventilation in acute respiratory failure. *Thorax* 2002; 57: 192–211.

3 Nava S, Ambrosino N, Clini E et al. Non-invasive mechanical ventilation in the weaning of patients with respiratory failure due to chronic obstructive pulmonary disease. A randomised controlled trial. *Ann Intern Med* 1998; 128: 721–728.

4 Confalonieri M, Potena A, Carbone G et al. Acute respiratory failure in patients with severe community-acquired pneumonia. A prospective randomised evaluation of non-invasive ventilation. *Am J Respir Crit Care Med* 1999; 160: 1585–1591.

5 The YONIV trial, Plant PK, Owen JL, Elliot MW. A multi-centre randomised controlled trial of the early use of non-invasive ventilation for acute exacerbations of chronic obstructive pulmonary disease on general respiratory wards. *Lancet* 2000; 355(9219): 1931–1935.

6 Conti G, Antonelli M, Navalesi P et al. Non-invasive vs conventional mechanical ventilation in patients with chronic obstructive pulmonary disease after failure of medical treatment in the ward: a randomized trial. *Intensive Care Med* 2002; 28: 1701–1707.

7 Plant PK, Owen JL, Elliot MW. One year prevalence study of respiratory acidosis in acute exacerbations of COPD: implications for the provision of non-invasive ventilation and oxygen administration. *Thorax* 2000; 55: 550–554.

8 National Institute for Health and Care Excellence (NICE). Chronic obstructive pulmonary disease in over 16s: diagnosis and management. NG115. Last updated July 2019. https://www.nice.org.uk/guidance/ng115 (Accessed October 2019).

9 Vital FMR, Ladiera MT, Atallah AN. Non-invasive positive pressure ventilation (CPAP or bilevel NPPV) for cardiogenic pulmonary oedema. *Cochrane Database Syst Rev* 2013; 5: CD005351.

10 Ashraf-Kasani N, Kumar R. High-flow nasal oxygen therapy. *BJA Educ* 2017; 17(2): 63–67.

11 Frat J-P, Thille A, Mercat A et al. High-flow oxygen through nasal cannula in acute hypoxaemic respiratory failure. *N Engl J Med* 2015; 372(23): 2185–2196.

12 Nouraei R, Shorthouse JR, Keegan J et al. What is transnasal humidified rapid insufflation ventilatory exchange (THRIVE)?. *ENT Audiol News* 2018; 27(2). https://www.entandaudiologynews.com/development/spotlight-on-innovation/post/what-is-transnasal-humidified-rapid-insufflation-ventilatory-exchange-thrive (Accessed January 2020).

13 BTS/SIGN. British guideline on the management of asthma, 2019. https://www.brit-thoracic.org.uk/quality-improvement/guidelines/asthma (Accessed October 2019).

14 Yentis SM, Hirsch NP, Smith BG (Eds). Guillain-Barré syndrome. In: Anaesthesia and Intensive Care A-Z, 3rd edition. London, Butterworth Heinemann, 2004.

15 National Institute for Health and Care Excellence (NICE). Venous thromboembolic diseases: diagnosis, management and thrombophilia testing. CG144. Last updated November 2015. https://www.nice.org.uk/guidance/cg144 (Accessed October 2019).

推荐阅读

West JB. Respiratory Physiology the Essentials, 7th edition. Philadelphia, Lippincott Williams and Wilkins, 2005.

Symonds AK (Ed). Non-Invasive Respiratory Support: A Practical Handbook, 3rd edition. New York, CRC Press, 2007.

Davidson AC, Banham S, Elliot M et al. BTS/ICS guideline for the ventilatory management of acute hypercapnic respiratory failure in adults. *Thorax* 2016; 71: ii1–ii35.

第 **5** 章

液体平衡和容量复苏

学习完本章,你可以掌握以下内容:

- 理解身体如何维持一个小范围的 pH 值。
- 了解疾病中正常液体平衡的差异。
- 理解液体试验的概念。
- 解读中心静脉压的读数。
- 了解如何使用不同类型的液体,包括血液。
- 应用到临床实践。

前面的章节涉及急症患者的气道/氧气和呼吸。本章是关于循环和液体平衡。在急性疾病中,需要液体治疗优化组织的氧气输送。

血压

血压(BP)不仅取决于血容量。还取决于心输出量(CO)和全身血管阻力(SVR):

BP=CO×SVR

SVR 可能被认为是心脏泵血的阻力。它主要是由小动脉的直径决定的,因为小动脉口径的微小变化会产生较大的阻力变化。各种局部因素会影响 SVR。CO 取决于心率(HR)和每搏输出量(SV):

CO=HR×SV

当 HR 低于 40 次/分,或高于 140 次/分时,CO 下降。SV 是一次收缩射出的血量。它被定义为舒张末期和收缩末期容量的差值。当用百分比表示时,SV 可计算出射血分数。SV 由 3 种因素决定:前负荷、收缩力和后负荷。

前负荷是收缩前心肌纤维的初始长度,Frank-Starling 曲线中有描述(表5.4)。在正常情况下的心脏,我们把它作为舒张末期容量,或左心室的充盈压力。在临床实践中,可用中心静脉压来预测,但有几个不足。收缩力是给予前负荷和后负荷后完成的机械做工量。它受各种因素的影响,如表5.1 所示。后负荷的定义为收缩期间心室壁产生的张力,或心室必须收缩才能有力地射出血液。它受前负荷、全身血管阻力和正压通气的影响,而正压通气可对心室产生"挤压"的作用。

因此,为了优化血压和重要器官的灌注,所有这些因素需要考虑:HR、前负荷、收缩力、后负荷和 SVR。它们之间的相互关系有助于解释为什么不同的机制会导致休克(不能充分灌注组织)。这些相互关系会在第6章优化脓毒症的氧气输送部分进一步讨论。表5.2 列举了不同类型休克的血流动力学变量特征。

健康与疾病的液体平衡

正常人会平衡每天液体的摄入量和排出量。一名体重 70kg 的成年人大约有1500mL 的液体摄入量,750mL 来自食物,250mL 来自新陈代谢。大概的液体排出

表 5.1 影响心肌收缩力的因素

收缩力增强	收缩力减弱
交感神经刺激	副交感神经刺激
正性肌力药物	负性肌力药物
	缺血
	低氧血症
	酸血症
	低钙血症

表 5.2 不同类型休克的血流动力学变量特征

休克类型	CO	SVR
心源性	↓↓	↑
低血容量	↓	↑
脓毒性	↓↓	↓↓↓
过敏性	↓	↓↓
神经源性	↓	↓↓↓

量:尿液为 1500mL,粪便为 100mL 和非显性损失(如出汗和呼吸)为 900mL。如果一例健康人没有经口摄入,他将需要使用"维持液"来弥补非显性损失,再加上维持正常体液平衡所需的摄入量(例如,需要最少的排尿量来排出必需的溶质负荷)。

维持液需求如下[1]:

- 25~30mL/(kg·d)的水。
- 约 1mmol/(kg·d)的钠、钾、氯。
- 50~100g/d 的葡萄糖(例如,5%的葡萄糖含有 5g/100mL)。

基于体重的钾医嘱应四舍五入到最近的预先准备好的可用液体中,因此,70kg 的成年人可以在 24 小时内摄入含 20mmol 钾的 5%葡萄糖 1L 和含 40mmol 钾的 0.9%氯化钠 1L。体重较重的人则需要更多的液体,但对于肥胖患者,应根据他们的理想体重下达液体医嘱。体重较轻的人、高龄患者、肾衰竭或心力衰竭的患者,以及营养不良有再喂养综合征风险的患者需要的液体更少。在理想情况下,应该在白天服用维持液以促进睡眠。

图 5.1 说明了体内的水分布及主要的液体间隙。成年男性的水分含量为 60%(女性为 55%,老年人的这一比例更低),其中 2/3 是细胞内液。钠和氯提供了细胞外间隙的有效渗透压或张力。细胞内和细胞外的空间由半透膜隔开,允许水自由移动。血浆钠和葡萄糖的改变导致了水在该膜上的运动。渗透压的改变被受体感知调整抗利尿激素(ADH)的释放,也可调整肾脏对水的重吸收。

然而,所有这些都适用于健康人,许多住院患者都有生理应激。疾病改变了液体需求,钠稳态和身体处理液体的方式,甚至改变了体内的液体间隙。

许多患者因以下原因导致液体丢失的增加:

- 发热(37℃以上,每摄氏度增加 500mL/d)。
- 呼吸急促。
- 腹泻/呕吐。
- 出血。
- 手术引流。
- 多尿症。
- 第三空间丢失(如胰腺炎)。
- 毛细血管渗漏(如脓毒症)。

有些患者需要更严密的监测,因为他们有进展成容量过多的风险:

- 心力衰竭。
- 中至重度慢性肾病。

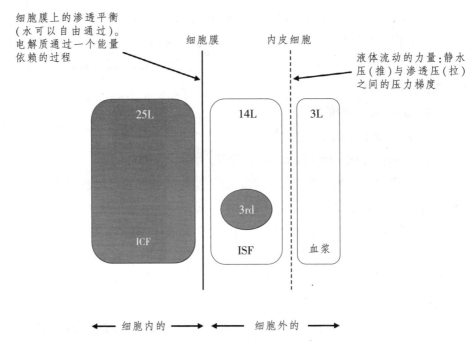

图 5.1 70kg 男性体内的水分布。ICF,细胞内液;ISF,组织液。细胞外间隙钠离子的变化导致水在细胞间来回移动,从而减少或增加 ICF。第三空间是 ISF 中的非互换性间隙,液体可在无功能的间隙如腹膜、胸膜或在胰腺炎、肠梗阻或剖腹手术后的肠道积聚。

- 失代偿性肝脏疾病。
- 老年人(因生理储备减少)。

钠和水在疾病时的稳态

盐和水的稳态受到疾病的影响。第一,ADH 的分泌增加可由各种刺激:疼痛、阿片类和麻醉药物、手术、机械通气和生理应激。第二,老年人的盐和水的稳态受损,所以医源性钠紊乱在这一人群中很常见。对于血清钠低于 140mmol/L 的患者,在没有钠丢失的情况下,应假定 ADH 正在起作用,并避免使用过多的低渗液体(5%的葡萄糖或 4%的葡萄糖和 0.18%的氯化钠),从而加重低钠血症。当患有疾病时, 应预测液体或电解质的不足或过量, 调整所有液体和电解质的来源,口服、肠内和静脉(如静脉使用抗生素)。应通过定期的临床观察和实验室检查来密切监测患者的液体和电解质状态。因此,如一例因腹泻、呕吐和急性肾损伤入院的60 岁女性患者,每天需要更多的水、钠、钾和氯,而不是推荐的维持液体方案,以弥补损失和治疗其急性肾损伤的"肾前性"原因。

用于容量复苏的常用液体(0.9%氯化钠和平衡盐溶液,如 Hartmann)含有钠。这导致危重症患者摄入大量的钠。在创伤、手术、出血或脓毒症中,身体已经通过肾素–血管紧张素–醛固酮系统过多保留钠,以及通过 ADH 保留水,如图 5.2 所示。这往往会减少尿量。0.9%的氯化钠中也含有大量的氯(154mmol/L),这被认为对肾功能有不利的影响。人们认为重症患者的肾脏浓缩能力会降低,需要排泄更多的水来消除溶质负荷。在通常情况下,康复患者会在接下来的 2~5 天排出钠和水负荷。但如果有进一步的并发症(如感染或长时间的炎症),就会出现一种恶性循环,不断增加的钠和氯会加剧水肿和组织灌注不足。

脱水或容量不足的患者在血管内间隙保留液体的时间较长,而毛细血管渗漏的患者在血管内间隙保留液体的时间较短。毛细血管渗漏是对一系列损伤的炎症反应的一部分,包括大手术、创伤、缺血和脓毒症。其发生在损伤后的几分钟内,并与损伤的严重程度成正比。内皮细胞中出现了裂缝,蛋白质和水渗漏到间质空间,导致水肿和向组织的氧气输送受损。越来越多的证据表明,围术期和术后应避免过量输液,因为这会导致液体从循环转移到间质,导致肠水肿和术后肠梗阻的时间延长。精细的液体管理是加强术后康复(ERAS)方案[2]的一部分(见第 9 章)。

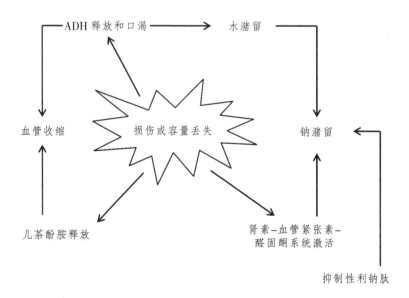

图 5.2 当患者发生疾病时的水钠潴留。

液体医嘱

有许多不同的液体可用,稍后将进行更详细的讨论。液体医嘱的主要原则应根据患者的需要开不同的液体医嘱:

- 用于液体维持:Hartmann 溶液、0.9%氯化钠溶液与 5%葡萄糖溶液联合。
- 用于水或碳水化合物的替代品:5%葡萄糖溶液。
- 用于扩容:血液、0.9%氯化钠溶液、Hartmann 溶液,或胶体(详见关于晶体和胶体之争的迷你教程)。
- 用于营养:通过肠管喂养的食物和水。

迷你教程:失代偿性肝病中的液体平衡

肝硬化和腹水患者的液体平衡可能是困难的,这是因为钠和液体间隙发生的变化。全身水和钠的含量增加,但血管内容量减少,原因是:

- 口服摄入量不足。
- 胃肠出血。
- 脓毒症。
- 内脏血管舒张。
- 涉及动脉扩张的心输出量较低。

患者通常有低尿素(肝功能受损)和肌酐(肌肉含量下降)。低钠血症很常见,由 ADH 刺激引起(图 5.2)。对于伴有失代偿性肝病的急性疾病患者,液体平衡的关键考虑因素是:

- 早期鼻饲喂养,可改善预后[3],减少对维持液的需求。
- 如果出现脓毒症或肾功能恶化,可恢复血容量。在这些情况下,可使用人血清白蛋白溶液以改善预后[4],尽管有这种效果的可能是血容量的恢复,而不是使用的特定液体。
- 如果出血,进行输血。
- 避免使用 5%的葡萄糖溶液,可能导致低钠血症和脑桥中央髓鞘溶解。

即使在正常范围内的肌酐升高,在肝硬化中也是重要的,并可能预示着肝肾综合征的发展。这是与肝硬化相关的肾衰竭,而不是由于脓毒症、出血或肾毒性药物。其治疗方案是:

- 使用人血清白蛋白溶液(少钠)和 0.9%氯化钠溶液的组合恢复血容量。
- 使用血管升压药(如特利升压素),可以逆转这些患者内脏的动脉血管过度舒张,有效地增加动脉血容量[5]。
- 缓解由张力性腹水引起的腹内压升高,如果相关,会损害肾循环。

这些患者应该由一个专业团队来照护。

在下达液体医嘱时,要考虑患者的体重和维持液的需求量,然后也要考虑由于疾病而发生的液体需求的任何变化。然后再考虑液体的用途,并做出相应的选择。可以参考以往的病例。

评估容量状态

有时很容易判断患者血容量不足,并且需要静脉输液。有时也很容易判断患者体液过多。但在大多数情况下,患者并不属于任何一类。也有许多复杂的病情,患者出现水肿,但仍然需要静脉输液。血容量状态的评估是临床医生每天面临的最具挑战性的问题,失误可能导致不恰当的治疗[6]。除了病史和体格检查外,还要用到实验室检查、静态测量和动态测量。这些都有局限性。

以下方法用于判定患者的血容量状态:

- 病史。
- 床旁检查。
- 实验室检查。
- 对液体试验的反应。
- 静态测量(如超声检查、中心静脉压、肺毛细血管楔压)。
- 动态测量(如食管多普勒等)。

病史和床旁检查

仅有病史就可以判断低血容量。患者可能因肠梗阻和呕吐、出血、脓毒症入院,或已停止饮食几天。口渴或口干通常被认为是有用的临床表现,但老年人的口渴机制受损,药物和干燥的氧气可导致口干,因此在许多患者中,这不是一个可靠的脱水指标。

简单的床旁观察对于评估容量状态很重要,也可用于监测液体复苏的有效性。当患者发生出血时,随着越来越多的容量丢失,会发生某些可识别的特定的代偿反应(图 5.3),但对创伤患者的研究表明,许多患者并没有表现出典型的模式。床旁检查必须考虑整体病情,因此孤立的征象是不可靠的,有些征象可能根本不存在[7]。在对低血容量诊断的身体检查结果的回顾中发现,检查结果取决于液体丢失的类型和量[8]。根据体格检查结果急性出血似乎是最容易被评估的,直立性头晕和直立性心动过速是检测显著(>1L)失血的有效体征,但对于其他液体丢失的状态,体格检查结果很少有用。

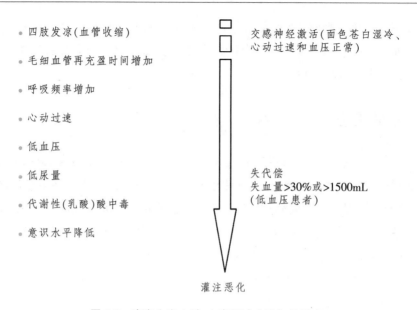

图 5.3　当发生出血时,血容量减少增加的反应。

　　四肢发凉和毛细血管再充盈时间的增加可能是低血容量的征象,反映代偿性血管收缩。毛细血管再充盈时间超过 2 秒为异常。一例出血的年轻患者可能会由于交感神经激活而表现出苍白和湿冷。当发生脓毒症时,血管舒张意味着患者可能有温暖而不是发凉的四肢,但在脓毒症患者中也可能出现发凉的四肢。四肢发凉伴有代谢性(乳酸)酸中毒是低灌注的可靠标志[9]。

　　评估皮肤弹性通常可以观察患者是否可能脱水,但老年人的皮肤胶原蛋白减少,因此皮肤弹性降低是正常的。一项研究发现,一般的体征(除收缩压降低外)在确定老年患者是否脱水方面几乎没有用[10]。

　　低血容量患者的呼吸频率增加,因为机体试图通过增加供氧量和清除酸性代谢物来进行代偿。呼吸频率的增加可能是代谢性酸中毒的早期标志,频率超过 20次/分是异常的。虽然低血容量患者常发生心动过速(心率>90 次/分),但某些患者可能不会出现心动过速:如老年人、运动员、带有起搏器的患者,以及那些服用降心率药物的患者。

　　直立性低血压有时用于评估患者是否存在低血容量(如胃肠道出血)。虽然这可能对年轻患者有用,但 1/3 的老年人可能会偶然发现直立性低血压,也可能是药物引起的。低血压、少尿和意识水平降低是容量丢失的晚期征象。

实验室检查

在怀疑脱水时,血清钠和渗透压是有用的。无氧代谢过程中组织产生的乳酸量与组织低灌注的程度相关。持续的血气测量有助于评估复苏的充分性。乳酸将在第 6 章中关于脓毒症液体复苏的部分进行进一步的讨论。

对液体试验的反应

如果对患者的容量状态有任何不确定性,液体试验是一种安全简单的进一步评估方法。液体试验的目的是通过对少量的血容量但其快速的增加来提高心输出量,然后通过反复的床旁检查评估反应。仅仅增加维持液并不是治疗或评估可能的低血容量的有效方法。如图 5.4 所示,增加维持液需要更长的时间才能恢复血容量。如果存在低灌注,则需要尽快进行治疗。液体试验应通过大口径套管(至少 18G),以便能够快速进行。表 5.3 为不同大小的静脉套管的流速。

你在患者病情稳定想要评估容量状态时,液体试验为 0.9%氯化钠 500mL 或平衡晶体溶液),如 Hartmann 溶液,时间超过 10 分钟。治疗低血容量可以重复或大剂量给予补液。后面将讨论不同类型的液体。液体试验超过 10 分钟的原因是大多数液体在循环中只停留很短的时间,晶体溶液不足 1 小时,常用胶体溶液则为 1~2 小时。复苏时,给予超过 1 小时的液体试验与塞子拔出后试图填满浴缸的效

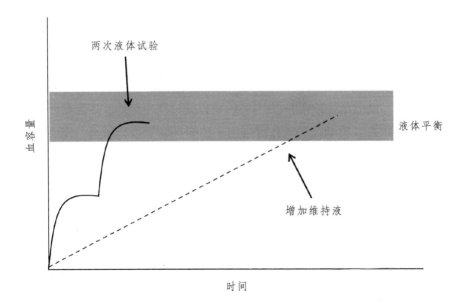

图 5.4　液体试验与维持液对血容量的影响。

表 5.3 不同大小的静脉套管的流速

套管大小	色码	流速(mL/min)
24G	黄色	18
22G	蓝色	36
20G	粉色	61
18G	绿色	90
16G	灰色	200
14G	棕色	300

Hagen-Poiseuille 方程指出,流量与管道的压力梯度和半径(4 次方)成正比,与流体黏度和管道的长度成反比。不适合在需要快速输液时使用相对直径较小和长度较长的中心静脉导管。

果相同。

那么多少液体是足够的?在通常情况下,如果肺的听诊是清晰的,另一种液体试验是安全的。如果出现体液过多的征象(肺湿啰音增加和胸部 X 线片上显示的间质阴影),可能需要更复杂的监测或其他治疗低灌注的方法(血管升压药和强心药)。越来越多的证据表明,积极的液体复苏会导致术后和脓毒症患者的预后较差[11]。一个简单的经验法则,如果你在这两种情况下给予低血压患者 2L 0.9%的氯化钠溶液或 Hartmann 溶液,而患者仍处于低血压,应打电话给专家评估病情。

静态测量

循环的静态测量可以使用床旁超声、中心静脉压(CVP)和肺毛细血管楔压进行。

经胸超声心动图是一种床旁超声检查,可以通过使用脉冲波多普勒测量搏出量来评估心输出量。被动抬腿动作可以用来预测患者是否会从进一步的液体补充中获益,尽管这在一些患者中可能在逻辑上难以执行[12]。通过目测图像可以估计左心室射血分数。对于能够自主呼吸的患者,可以通过测量肝静脉远端的下腔静脉(IVC)的粗细来预测充盈(前负荷),因为这与右心房压力相关。细的(<10mm)IVC 可提示患者行进一步的液体补充。有创通气的患者通常由于胸腔内压力的增加而出现 IVC 扩张。超声心动图也可以诊断结构异常。然而,其缺点是高度依赖于操作者,并且只提供了能够做出几个假设的测量值,正如我们将在下面的 CVP 一节中看到的那样。

中心静脉导管可用于：

- 测量 CVP。
- 输注刺激性或血管活性药物（如强心药和血管升压药）。
- 外周静脉通路穿刺困难的患者。
- 作为管道（如起搏导线）。

CVP 是一种测量腔静脉压力的指标，可以用来预测前负荷和右心房压力。正常患者的平均右心房压力与平均左心房压力非常相似。在舒张末期，假设左心房压力等于左心室舒张末期压，进而假设等于左心室舒张末期容积。因此，正常健康患者的 CVP 被认为反映左心室前负荷。然而，还有许多其他因素影响 CVP。

CVP 的测量往往执行得不好。它可以使用压力计手动测量，也可以用传感器电子测量。无论哪种情况，CVP 都必须在右心房水平"校零"。这通常被认为是患者仰卧位时腋中线第四肋间的水平。每次测量 CVP 都应在相同的零点位置进行。连续的测量趋势比单次的测量能提供更多信息。然而，如果 CVP 的测量值每次在不同的水平，这就使测量趋势不准确。

当取平均值时（即直接连接在监护仪），CVP 以 mmHg 表示，当取呼气末值时，使用压力计手动测量，CVP 以 cmH_2O 表示。10mmHg 相当于 $13cmH_2O$。当出现低血容量或血管舒张时，CVP 会降低，这两种情况都可能需要液体。然而，CVP 升高的原因有很多：

- 血管收缩。
- 右心衰竭（如后壁心肌梗死）。
- 三尖瓣反流。
- 缩窄性心包炎或心脏压塞。
- 胸腔内压力升高（如机械通气）。
- 气胸。
- 合并肺动脉高压的肺疾病（如慢性阻塞性肺疾病、急性呼吸窘迫综合征）。
- 体液过多。

如果一个健康的人开始出血，CVP 最初会由于血管代偿性收缩而上升。如果给予补液，会恢复正常。这与大多数初级医生在被问及 CVP 时的想法相反。最重要的概念是，CVP 是压力，而不是容量。许多影响右心压力的因素与容量无关：瓣膜疾病、肺部疾病（后负荷）、血管张力（前负荷）和心肌顺应性。因此，尽管 CVP 被用作估计左心室前负荷，但它具有一些局限。

正如我们所说的，单次 CVP 值是无关紧要的。床旁评估和 CVP 对液体试验的反应可以用来评估容量状态。有可能 CVP 值正常甚至升高,但是容量丢失。因此,没有"正常"CVP 值,尽管 CVP 低于 10mmHg 被认为是低的,可能需要进行液体试验。

图 5.5 说明了如何应用对液体试验的反应来解释 CVP。如果 CVP 保持不变,或升高,但随后迅速回落到最初值,患者可能需要更多的液体。如果 CVP 升高>10mmHg 并保持,患者可能充盈适当。如果第一次 CVP 读数>10mmHg,根据床旁评估,患者没有出现液体过多,则给予液体试验评估反应。

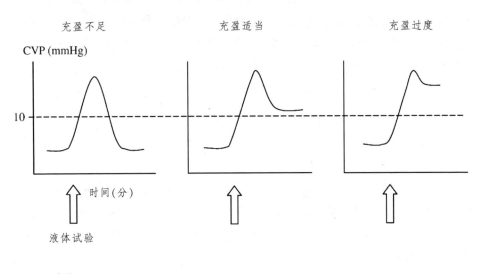

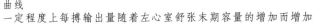

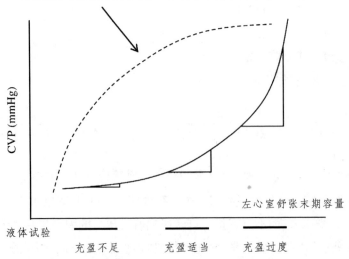

图 5.5　CVP 对液体试验的反应。低血容量的患者,SV 增加,可以预测 CVP 不会升高。体液过多的患者,CVP 升高,可以预测 SV 不会增加。

一些患者尽管血容量充足,但仍继续出现灌注不足的征象。这发生在心源性休克和脓毒症时。患者需要更先进的监护和进行血管活性药物治疗。血管升压药和强心药将在第 6 章中进行讨论。

与 CVP 导管相比,肺动脉或 Swan-Ganz 导管可以更直接地测量左心压力,但仍有一些局限。它们对于左、右心室独立运作的心脏或肺疾病患者具有特别的价值。带球囊的导管通过右颈内静脉插入,球囊在导引器远端充气,以帮助导管尖端随着血流到正确的位置,"楔入"肺动脉。当导管尖端被楔入时,它可通过肺血管直接与左心房相通。肺动脉楔压与左心房压力大致相同。在舒张末期,左心房压力近似于左心室压力,进而假设反映左心室舒张末期的容积。在呼气末胸腔内压力接近零时,读取数值。肺动脉导管可以测量 CVP、楔压、CO 和 SVR。然而,没有证据表明使用肺动脉导管可以改善预后[13],这可能与其有严重的并发症有关。它们不再常规用于脓毒症,是因为一些微创技术已经被发展出来。

动态测量

鉴于静态测量以预测危重患者的容量状态的能力有限,实时观察心血管参数变化的动态测量技术已经被开发出来,以更好地区分"液体反应性"和"液体无反应性"。

食道多普勒可以通过像鼻胃管一样,通过鼻孔的探头测量血流速和主动脉横截面积来预测心输出量。在第五和第六胸椎之间,主动脉与食管邻近并平行。主动脉血流量=血流速×主动脉横截面积。该探头测量降主动脉的血流,其通常是心输出量的 70%,考虑到血流流向主动脉弓分支。这样,就可以预测出每搏输出量和心输出量。如果已知血压,也可以衍生出全身血管阻力。与所有的血流动力学监测技术一样,它也有其局限性,但食管多普勒的表现可与肺动脉导管相媲美。

其他类型的动态测量可使用锂稀释(LiDCO 系统)或热稀释(PiCCO 系统)技术。所有这些系统都是以与静态测量相同的方式做出假设,并依赖于衍生的数据。趋势比单次的读数更重要,数据必须考虑患者的病史和体格检查的结果,才能被解释。复杂监测的一个危险点是依赖于数据,而不是全面的临床评估,这可能导致不恰当的临床决策。

不同类型的液体

晶体和胶体这两个术语是在 19 世纪由 Thomas Graham 创造的,他区分了水溶液中会或不会通过羊皮纸膜的材料。"晶体"一词是指盐等晶体物质,胶体一词来自希腊语中的胶水。

晶体

晶体是形成真实溶液并自由通过半透膜的物质。它含有水、葡萄糖和电解质,并可在血管内间隙逗留 20~40 分钟。晶体很容易通过毛细血管和肾小球,但是,尽管它不通过细胞膜进行扩散,但细胞膜泵和新陈代谢很快就改变了它的分布。它的组成取决于溶液的类型。钠负责血浆容量的扩充,这决定了晶体的初始分布。5%的葡萄糖基本上是自由水,因为不含钠,并分布到细胞内液和细胞外液中。因此,它不能用于容量复苏。

晶体可用于恢复细胞外电解质和容量缺失。它既便宜、安全,又容易获得。晶体唯一的不足是有效增加血容量所需的液体量。4~5L 的晶体会取代 1L 的血液,因为只有 1/4 的容量到达血液循环。这是理论上的优缺点。晶体用于复苏时通常会发生水肿。通常用的晶体包括:

- 0.9%氯化钠溶液。
- 5%葡萄糖溶液。
- 0.18%氯化钠和 4%葡萄糖溶液(仅用于成人)。
- Hartmann 溶液(复合乳酸钠溶液)。

Hartmann 溶液更接近于细胞外液,它含有乳酸,可代谢为碳酸氢盐,主要存在于肝脏。理论上应该避免在特定患者中使用:如有高钾血症风险的严重慢性肾脏疾病/急性肾损伤的患者,有乳酸酸中毒风险肝衰竭的患者;值得注意的是,一些乳酸被代谢为葡萄糖,这在一些患者中可能很重要。Hartmann 溶液中含有钙,意味着如果与储存的血液(含枸橼酸盐)在同一静脉中混合,可能会发生凝血。表 5.4 为常用晶体的电解质含量。

0.9%的氯化钠溶液和平衡晶体(如 Hartmann 溶液)都用于危重患者的液体复苏。目前的证据表明,与使用氯化钠溶液相比,在危重症成人患者中使用平衡晶体可导致不明原因的死亡率、急性肾脏替代治疗或持续性肾功能不全的概率降低[14]。在急诊科接受静脉输液治疗的非危重症成人患者中,平衡晶体和氯化钠溶液的治疗之间没有差异[15]。不同的液体在脓毒症、急性肾损伤和脑损伤患者中的应用,将在随后的章节中进一步讨论。

表 5.4　常用晶体的电解质含量(mmol/L 或 mg/dL)

	Na⁺	K⁺	Ca²⁺	Cl⁻	HCO₃⁻	渗透压	pH 值	其他
血浆	140	4	2.3(9.2)	100	26	285~295	7.0	
0.9%氯化钠溶液	154	0	0	154	0	308	5.0	
5%葡萄糖溶液	0	0	0	0	0	252	4.0	葡萄糖 50g/L
0.18%氯化钠和 4% 葡萄糖溶液	30	0	0	0	30	255	4.0	葡萄糖 40g/L
Hartmann 溶液 (复合 乳酸钠溶液)	131	5	2(8)	111	0	278	6.5	乳酸 29mmol/L

胶体

　　胶体是一种不形成真实溶液,也不通过半透膜的物质。它一直局限于血管内间隙,至少在初始时。有些是"血浆扩张器",因为它比血浆的渗透压高,可以从细胞间隙中吸水。

　　不同的胶体有非常不同的特性。常见的胶体有:

　　• 明胶(琥珀酰明胶和尿素交联明胶):明胶是动物胶原蛋白的降解产物,价格低廉,易于获得。不同品牌的电解质含量也有所不同。琥珀酰明胶分子上带有负电荷,因此其的氯含量为 120mmol/L,可降低大量使用时发生高氯性代谢性酸中毒的风险。尿素交联明胶中含有钙,意味着如果与储存的血液(含柠檬酸盐)在同一静脉中混合,可能会发生凝血。

　　• 人血清白蛋白溶液(HAS):白蛋白是血浆的一部分,是提供循环渗透压的主要部分,因此被用作血浆替代品。它是从人血浆中提取的,经过热灭菌,因此几乎没有疾病。4.5%的 HAS 反映正常血浆。20%的 HAS 去除了水和盐。HAS 曾经主要用于替代人烧伤白蛋白损失导致的液体损失。使用 HAS 的主要限制是生产成本高和供应有限,参见关于白蛋白争议的迷你教程。

　　• 羟乙基淀粉来源于一种植物聚合物的支链淀粉,但不含电解质。大分子意味着它在循环中停留的时间更长。它曾经受欢迎,但现在在英国已经被停止使用,并在其他国家受到限制,因为随机对照试验显示死亡率有所增加。表 5.5 列举了常见胶体的电解质含量。

表 5.5　常用胶体的电解质含量(mmol/L 或 mg/dL)

	Na$^+$	K$^+$	Ca^{2+}	Cl$^-$	渗透压	pH 值	容量效应持续时间
血浆	140	4	2.3(9.2)	100	285~295	7.0	
琥珀酰明胶	154	0.4	0.4(1.6)	120	274	7.4	2~3 小时
尿素交联明胶	145	5.1	6.25(25)	145	301	7.3	2~3 小时
4.5%白蛋白	145	<2	0	145	290	7.4	6~12 小时
20%白蛋白	145	<2	0	145	290	7.4	6~12 小时

迷你教程:关于白蛋白的争议

　　1998 年,Cochrane 创伤研究小组的一项 Meta 分析对重症监护病房的许多医生的临床实践提出了质疑[16]。数据包含 1419 例患者的 24 项研究,Meta 分析报告指出,危重症患者使用白蛋白的绝对死亡风险增加了 6%,表明每 17 例患者使用白蛋白就会增加 1 例死亡。作者建议对危重症患者不要使用白蛋白,除非进行了严格的随机试验。系统综述中所包含研究的有效性,还存在着广泛的争论。

　　生理盐水与白蛋白评估研究[17]旨在解决这一问题的不确定性。6997 例在 ICU 住院的患者随机接受 4%白蛋白或 0.9%生理盐水治疗。白蛋白组和生理盐水组在死亡率、ICU 住院时间或住院总时间方面均无显著差异。研究人员得出的结论是,白蛋白和生理盐水可以被认为是在不同 ICU 人群中进行容量复苏时的临床效果是一样的。然而,对不同患者亚组的进一步分析显示出了差异,例如,使用白蛋白后,创伤性脑损伤患者的死亡率增加,脓毒症患者有更好的预后趋势。

　　白蛋白并不意味着治疗低白蛋白血症,这还没有被证明可以改善预后。在危重症患者中,白蛋白从循环中漏出,但人血清白蛋白水平与血管内间隙的渗透压无关。研究表明,低白蛋白和正常白蛋白的危重症患者的渗透压相似。

血液

　　以下是输血的适应证:

- 恢复出血时的血容量。
- 恢复携氧能力。

　　输血风险小而且使用宝贵的资源。除出血外,血红蛋白高于 8g/dL 通常不应输血。

　　储存的全血的血细胞比容为 40%,但在去除血浆、血小板和其他成分后,留下浓缩红细胞的血细胞比容为 60%。它可在 1~6℃下保存 28 天。柠檬酸葡萄糖是防止凝血最常用的添加剂。酸作为缓冲,柠檬酸结合钙抑制凝血,而葡萄糖作为红细胞的底物。工作的血小板在储存 24 小时后几乎减少到零,凝血因子 V 和凝血因子 Ⅷ在 21 天后减少到 50%。

在严重出血时,有可以用的不同类型的血液:

- 立即可用的 O 型阴性的血液。
- 10 分钟内准备就绪的特定型血液(仅限 ABO 血型和 Rh 血型)。
- 40 分钟内可用的完全交叉匹配的血液。

输血的风险随着更精确的匹配而降低。输血反应虽然很少见,但进入少量血液即可发生,每 10 万例输血中就有 1 人死亡。输血并发症见框 5.1。液体超负荷是输血的另一个潜在并发症。

TRICC 研究[18]是一项大型随机前瞻性试验,研究了 ICU 患者的输血情况。第一组(418 例患者)随机的限制性原则是当血红蛋白为 7g/dL 时开始输血,并维持在 7~9。第二组(420 例患者)随机的原则是如果血红蛋白低于 10g/dL 时输血,并维持在 10~12。血红蛋白较高的患者在整体上没有优势,而且输血减少了 54%。然

框 5.1　输血并发症

免疫

- 溶血反应。
- 过敏反应。

感染

- 少见的,红细胞在储存过程中会被细菌污染。
- 在英国,血液要进行乙型病毒肝炎和丙型病毒肝炎、艾滋病毒和梅毒筛查。捐赠者通过几项排除标准进行严格的筛查。自 1998 年以来,95%的白细胞被移除是因为理论上克雅二症的传播风险。
- 其他可能会传播的感染(如巨细胞病毒)。

大量输血(如 6 小时内输注 10 单位)的特殊问题:

- 血小板减少。
- 凝血病。
- 低体温。
- 低血钙症。
- 高血钾症。
- 代谢性碱中毒后的代谢性酸中毒,由于柠檬酸代谢为碳酸氢盐引起。
- 急性呼吸窘迫综合征。
- 由于储存血液中的 O_2 解离曲线左移,24 小时内的氧气输送受损。

而，在 55 岁以下的轻症患者中，限制输血组的预后有所改善。ABC 和 CRIT 的研究也发现了死亡率的增加和输血次数之间的关联[19,20]。目前的实践是基于这些和其他的研究来限制输血。NICE 指南是根据这些研究结果制订的，并建议输血阈值为 7g/dL，除了出血，急性冠脉综合征（当目标值为 8~10g/dL 时），或因慢性贫血而需要定期输血的患者[21]。

迷你教程：关于晶体和胶体的争论

　　晶体可复苏血管内和间质间隙。它们会迅速重新分布，因此需要大量的容积来扩充血容量。这将导致出现间质性水肿，进而影响气体交换的受损和伤口愈合。胶体扩充血容量更快，钠和氯的负荷更少。然而，胶体更昂贵，并且可能发生过敏反应。虽然胶体有理论上的优势，但尚未在临床实践中得到证实。2004 年、2013 年和 2018 年的 Cochrane 系统综述[22]没有发现胶体比晶体有益的证据。2013 年的综述得出结论：没有来自随机对照试验的证据表明，与对创伤、烧伤或手术后的患者使用晶体复苏相比，胶体复苏降低了死亡的风险。因为胶体与提高存活率无关，而且比晶体要贵得多，因此很难理解在临床实践中继续合理地使用它。

　　胶体在患有某些病情时仍被使用，如特发性细菌性腹膜炎和失代偿性肝脏疾病而引起的肝肾综合征，使用人血清白蛋白溶液，已被证明可以改善预后。但在创伤、烧伤、脓毒症和手术后常规复苏的患者，现在很少使用胶体。

关键点：液体平衡和容量复苏

- 了解循环系统的基本生理学在评估和治疗患者时是重要的。
- 疾病改变了液体的需求、钠的稳态、机体如何处理液体，甚至是体内的液体间隙。
- 病史和简单的床旁观察在评估容量状态时是重要的，但许多参数单独使用几乎没有什么用。
- 液体试验可以用来评估循环。
- 循环的静态和动态测量都有局限性，而且必须依据临床背景来解释。
- 有许多不同类型的液体可用，考虑为什么需要液体和使用液体的原因。

自我评估：病例

　　1.一例 85 岁男性，因"全身恶化"2~3 天，没有进食和饮水，低血压入院。他因梗阻长期留置尿管。他在检查时，呈昏睡状态，脉搏为 70 次/分，血压为 80/50mmHg，呼吸频率为 24 次/分，不吸氧时为 SpO₂ 94%，体温为 34℃。他的手脚发凉。他的血检验结果显示:钠为 155mmol/L,钾为 4.0mmol/L,尿素为 36mmol/L(BUN100mg/dL)和肌酐为 260μmol/L(3.12mg/dL)。他体重 60kg。你该如何管理?

2.一名 40 岁男性,因酒精性肝病入院,伴腹胀不适。检查时,似乎存在黄疸,营养不良,腹壁紧张,大量腹水。生命体征:警觉,脉搏为 90 次/分,血压为 90/60mmHg,呼吸频率为 18 次/分,不吸氧时 SpO₂ 为 95%,体温为 38℃。他的血检验结果显示:钠为 125mmol/L,钾为 3.4mmol/L,尿素氮为 10mmol/L(BUN27.7mg/dL),肌酐为 100μmol/L(1.2mg/dL),血红蛋白为 14g/dL。他体重 50kg。你该如何管理?

3.一名 60 岁男性,因肠梗阻行剖腹手术后返回病房。你得知他过去 2 小时的尿量低于 30mL/h。他体重 70kg。在手术室,他输注了 3L 的 Hartmann 溶液和 2 个单位的血液。生命体征:警觉,脉搏为 80 次/分,血压为 140/70mmHg,呼吸频率为 20 次/分,经鼻导管吸氧为 2L/min,SpO₂ 为 98%,体温为 37.5℃。你该如何管理?

4.一名 55 岁男性,因下壁心肌梗死住在冠心病监护病房,尿量过少。生命体征:警觉,脉搏为 90 次/分,血压为 100/50mmHg,呼吸频率为 22 次/分,经鼻导管吸氧为 2L/min,SpO₂ 为 98%,体温为 37℃。他的肺呼吸音清和手脚发凉。他的动脉血气分析结果显示:pH 值为 7.34,PaCO₂ 为 4.0kPa(27mmHg),标准碳酸氢盐为 17mmol/L,BE-4 和 PaO₂ 为 14kPa(108mmHg)。你该如何管理?

5.一名 40 岁男性,因跌倒致左下肋骨受伤,被送往急诊科。生命体征:警觉,脉搏为 110 次/分,血压为 140/90mmHg,呼吸频率为 24 次/分,不吸氧时的 SpO₂ 为 97%。可以观察到他全身湿冷。这名患者会有危及生命的大出血吗?

6.一名 50 岁男性,体重 70kg,无既往病史,因胃内容物梗阻入院,并计划手术。他过去 24 小时的液体平衡记录如下。入量:无口服,静脉输注 0.9%氯化钠 3L。出量:总尿量为 500mL,无大便,胃内容物为 4000mL。没有静脉输注抗生素或其他药物,也没有发热的记录。今天上午的血检验结果显示:钠为 150mmol/L,钾为 3.0mmol/L,尿素氮为 12mmol/L(33.3mg/dL),肌酐 140μmol/L(1.68mg/dL)。他的血压和脉搏是正常的。接下来的 24 小时你应该下达什么液体医嘱?

7.一名 62 岁既往体健的男性,从手术室回到高依赖病区。生命体征:警觉,脉搏为 80 次/分,血压为 150/80mmHg,呼吸频率为 25 次/分,鼻导管吸氧为 2L/min,SpO₂ 为 96%,体温为 36℃。他的动脉血气分析结果显示:pH 值为 7.3,PaO₂ 为 15.0kPa(115mmHg),PaCO₂ 为 4.0kPa(29mmHg),标准碳酸氢盐为 15mmol/L,BE-6。CVP 为 12mmHg,手脚发凉。他在手术室输注了 Hartmann 溶液和血液。你该如何管理他的酸中毒?

8.一例 30 岁的 ICU 患者,已经连续几天接受静脉注射 0.9%氯化钠溶液,今早血检验结果显示:钠为 145mmol/L,钾为 4.0mmol/L,尿素氮为 4.5mmol/L(12.5mg/dL)和肌酐为 80μmol/L(0.96mg/dL)。患者病情稳定,生命体征正常。其动脉血气分析结果显示:pH 值为 7.3,PaO$_2$ 为 13.0kPa (100mmHg),PaCO$_2$ 为 4.5kPa(34.6mmHg),标准碳酸氢盐 16mmol/L,BE−5。患者各方面情况良好,预计在 24 小时内离开 ICU。他的体格检查情况正常。你该如何管理?

9.你刚刚给一名有严重胆道感染的患者留置了中心静脉导管。CVP 读数为 15mmHg。你下一步的治疗方向是什么?

10.你去查看一名 80 岁低血压的女性患者。检查时,她的生命体征:脉搏为 70 次/分,血压为 90/60mmHg,呼吸频率为 14 次/分,SpO$_2$ 为 95%,体温为 37℃。她的手脚温暖,感觉良好,还在病房里四处走动。你还会评估哪些其他参数,你该如何管理?

自我评价:讨论

1.如第 1 章所述,管理始终从 A(气道)、B(呼吸)、C(循环)和 D(失能)开始。该患者同时出现脱水(高钠)和容量不足(低血压)。他需要扩容,可以是 0.9%氯化钠溶液或 Hartmann 溶液。通常,高钠血症应以和它升高的同样速度进行纠正,这个病例应为 2~3 天。需要经常监测床边和实验室参数。在 E(暴露和检查)中,应寻找导致其全身恶化的原因。一个可能的原因是长期留置导管而导致的感染。该患者有脓毒症,或者老年患者因虚弱而出现的正常失代偿的感染?(答案见第 6 章)。

2.失代偿性肝病患者通常有低血压、低尿素氮和低肌酐。这个病例的尿素氮和肌酐尽管仍在"正常"范围内,但仍高于预期。他还存在发热。这个病例的治疗包括热量摄入不足的营养支持,用 0.9%的氯化钠溶液和白蛋白增加血容量,以及可能用特利升压素治疗肝肾综合征。腹水会损害肾循环,可能需要引流。腹水应该考虑为特发性细菌性腹膜炎,依据>250 中性粒细胞/mm^3。在低钠血症、脓毒症和急性肾损伤时,应避免使用低渗液体。

3.近期的腹部大手术可能使液体丢失,但也会出现生理性的液体潴留。过去的几天,该患者将接受静脉输液,以达到至少 0.5mL/(kg·h)的尿量,但低血容量并不总是导致少尿的原因。目前,增强术后恢复项目强调应避免过多的液体,尽管由于缺乏复杂的监测,但这对病房可能是个挑战。达到目标尿量本身对预后并没有影响,因此提倡在术后出现"允许的少尿"[23]的情况。在这种情况下,应该考虑整体的临床表现。对于灌注良好、肾功能正常的患者,可以避免液体试验,静脉输液可用来维持零液体平衡,直到患者可以口服液体。

4.该患者表现出低灌注的征象(如末梢凉、低血压、少尿和代谢性酸中毒)。如果患者的肺呼吸音清,仍然可以安全地给予液体试验。这是因为试图从药物上来改善心脏衰竭的收缩力没有什么意义。经胸超声心动图(超声)就是一个有用的例子。中心静脉导管可早期用于后续监测和给予血管活性药物,这将在第 6 章进一步讨论。

5.是的。健康的人对出血有完整的交感神经反应,因此可能导致湿冷和高血压。低血压是一种晚期征象。他的脾脏破裂了。

6.病史、体液平衡图和血液检查都表明了体液丢失和脱水。大量的胃内容物丢失导致了低钾血症。他需要补水和钾。缺水量的计算方法如下:

$$所需容量(L)=0.6×kg 体重×(Na^+-140)/140$$

该患者的缺水量是 2.5L,在接下来的 24 小时内给予 5%的葡萄糖,以维持生理需求量和预期的损失量,也可以是 Hartmann 溶液或 0.9%氯化钠溶液。在接下来的 24 小时内,至少需要 4L Hartmann 溶液或 0.9%氯化钠溶液,在多次血液检验的指导下,应该含有足够的钾。

7.该患者有低灌注的征象,如末梢凉、呼吸频率增加和代谢性酸中毒。病史提示液体丢失。在这种情况下,CVP 为 12mmHg 并不意味着患者液体充足。应给予液体试验,并评估临床和 CVP 方面的反应。

8.患者如果无低灌注的临床征象,阴离子间隙或乳酸正常,轻度代谢性酸中毒可能是由于长期输注 0.9%氯化钠溶液而引起的高氯性酸中毒。你可以为患者更换更平衡的解决方案(例如,可能的话,给予 Hartmann 溶液和肠内喂养)。

9.单独的 CVP 读数不能告诉你一个人的容量状态。你对患者的临床评估是什么? 应给予液体试验,并评估反应。

10.低血压并不一定意味着灌注不足。你可以评估这些征象,也可以观察她的用药情况。有些人患有低血压,这对他们来说是正常的。虽然没有"正常"的血压,但重要的是看灌注的情况。

(李天民　王斌　辛志慧　译)

参考文献

1 National Institute of Health and Care Excellence. Intravenous fluid therapy in adults in hospital. NICE CG174, Last updated May 2017. www.nice.org.uk/guidance/cg174 (Accessed October 2019).

2 Moningi S, Patki A, Padhy A et al. Enhanced recovery after surgery: an anaethesiologist's perspective. *J Anaesthesiol Clin Pharmacol* 2019; 35(Suppl 1): S5–S13.

3 Guha IN, Sheron N. Managing fluid balance in patients with liver disease. *Acute Med* 2004; 3 (3): 110–113.

4 Sort P, Navasa M, Arroyo V et al. Effect of intravenous albumin on renal impairment and mortality in patients with cirrhosis and spontaneous bacterial peritonitis. *N Engl J Med* 1999; 341: 403–409.

5 Moreau R, Durand F, Pynard T et al. Terlipressin in patients with cirrhosis and type 1 hepatorenal syndrome: a retrospective multicentre study. *Gastroenterology* 2002; 122: 923–930.

6 Kalantari K, Chang JN, Ronco C, Rosner MH. Assessment of intravascular volume status and volume responsiveness in critically ill patients. *Kidney Int* 2013; 83(6): 1017–1028.

7 Mutschler M, Paffrath T, Wofl C et al. The ATLS® classification of hypovolaemic shock: a well stablished teaching tool on the edge? Injury, *Int J Care Injured* 2014; 45S: S35–S38.

8 McGee S, Abernethy WB, Simel DL. The rational clinical examination. Is this patient hypovolemic? *JAMA* 1999; (281): 1022–1029.

9 Kaplan LJ, McPartland K, Santora TA, Trooskin SZ. Start with a subjective assessment of skin temperature to identify hypoperfusion in ICU patients. *J Trauma Injury Infect Crit Care* 2001; 50: 620–627.

10 Fortes MB, Owen JA, Raymond-Barker P et al. Is this elderly patient dehydrated? Diagnostic accuracy of hydration using physical signs, urine and saliva markers. *J Am Med Dir Assoc* 2015; 16: 221–228.

11 Marik P, Bellomo R. A rational approach to fluid therapy in sepsis. *Br J Anaesth* 2016; 116(3): 339–349.

12 Preau S, Saulnier F, Dewavrin F, Durocher A, Chagnon JL. Passive leg raising is predictive of fluid responsiveness in spontaneously breathing patients with severe sepsis or acute pancreatitis. *Crit Care Med* 2010; 38(3): 819–825.

13 Harvey S, Harrison D, Singer M et al. Assessment of the clinical effectiveness of pulmonary artery catheters in management of patients in intensive care (PAC-Man): a randomised controlled trial. *Lancet* 2005; 366: 472–477.

14 Semler MW, Self WH, Wanderer JP et al. Balanced crystalloids versus saline in critically ill adults. *N Engl J Med* 2018; 378: 829–839.

15 Self WH, Semler MW, Wanderer JP et al. Balanced crystalloids versus saline in noncritically ill adults. *N Engl J Med* 2018; 378: 819–828.

16 Cochrane Injuries Group Albumin Reviewers. Human albumin administration in critically ill patients: systematic review of randomised controlled trials. *BMJ* 1998; 317: 235–240.

17 The SAFE Study Investigators. A comparison of albumin and saline for fluid resuscitation in the intensive care unit. *N Engl J Med* 2004; 350: 2247–2256.

18 Hebert PC, Wells G, Blajchman MA et al. A multicenter, randomized, controlled clinical trial of transfusion requirements in critical care. Transfusion Requirements in Critical Care Investigators, Canadian Critical Care Trials Group. *N Engl J Med* 1999, 340:409–417.

19 Vincent JL, Baron JF, Reinhart K et al. ABC (anaemia and blood transfusion in critical care) investigators. Anaemia and blood transfusion in critically ill patients. *JAMA* 2002; 288: 1499–1507.

20 Corwin HL, Gettinger A, Pearl RG et al. The CRIT study: anaemia and blood transfusion in the critically ill – current clinical practice in the United States. *Crit Care Med* 2004; 32: 39–52.

21 National Institute for Health and Care Excellence. Blood transfusion. NG24, 2015. www.nice.org.uk/guidance/ng24 (Accessed October 2019).

22 Lewis SR, Pritchard MW, Evans DJW et al. Colloids versus crystalloids for fluid resuscitation in critically ill people. *Cochrane Database Syst Rev* 2018. https://doi. org/10.1002/14651858.CD000567.pub7 (Accessed Oct 2019).

23 Van der Zee EN, Egal M, Gommers D, Groeneveld ABJ. Targeting urine output and 30-day mortality in goal-directed therapy: a systematic review with meta-analysis and meta-regression. *BMC Anaesthesiol* 2017; 17(1): 22.

推荐阅读

British Society of Gastroenterology – British Association for the Study of the Liver. Decompensated cirrhosis care bundle – first 24 hours. www.bsg.org.uk/resource/bsg-basl-decompensated-cirrhosis-care-bundle.html (Accessed October 2019).

第 **6** 章
脓毒症

学习完本章,你可以掌握以下内容:

- 了解脓毒症的定义。
- 理解脓毒症的基本病理生理学。
- 理解脓毒症和引起炎症反应的感染之间的区别。
- 了解如何使用 NEWS2 和 qSOFA 评分。
- 注意脓毒症的生存运动指南和"脓毒症 6"。
- 了解血管升压药和正性肌力药物如何工作。
- 理解脓毒症对肺和肾脏的影响。
- 应用到临床实践。

脓毒症是一种危及生命的内科急症,死亡率高。它已被世界卫生组织列为全球健康优先[1],近年来的几项国际倡议已使脓毒症患者的管理和预后得到了改善。脓毒症是一种临床综合征,可由任何感染引起,并导致出现各种表现,有时难以区分。据估计,英国每年至少有 250 000 例脓毒症患者,其中至少有 44 000 人死亡。超过一半的幸存者称他们的生活质量长期下降,同时伴有躯体和认知障碍[2,3]。

脓毒症的定义

脓毒症的定义在过去 30 年不断演变,最新的定义旨在促进患者的早期识别和及时管理。新定义还为流行病学的研究和临床试验提供了更大程度的一致性,这将有助于确定脓毒症的真实发病率,并进一步加深我们对这一复杂临床综合征的理解。

脓毒症 1 于 1991 年在第一次国际共识会议上提出[4],并使用了"全身炎症反应综合征"的 4 个标准。脓毒症被定义为能够导致两种或更多种类的感染：高热或低温、心动过速、呼吸频率过高和白细胞计数过高或过低。严重的脓毒症被定义为脓毒症加器官功能障碍。这一定义在 2001 年[5]得到了进一步发展（脓毒症 2），但在 2016 年，第三次国际共识会议重新定义了脓毒症，意识到全身炎症反应对识别脓毒症这一事实没有帮助[6]。全身炎症反应在感染时可能是正常的，并且不会危及生命，同时可能出现在未感染人群中。另一方面，脓毒症是由宿主对感染的反应失调而引起的危及生命的器官功能障碍。在临床实践中，这可以表现为脓毒症相关器官衰竭评估（SOFA）的评分增加 2 分或更高，与院内死亡率>10%相关。感染性休克定义为持续低血压，需要血管升压药和血清乳酸>2mmol/L，但没有出现低血容量，这导致院内死亡率超过 40%。新定义见表 6.1，SOFA 评分见表 6.2。

正常宿主对感染的反应（如肺炎时的心动过速、发热及呼吸频率过高）不是脓毒症。特定感染引起的局部器官功能障碍（例如，胆囊炎肝脏检查异常，基底肺炎血氧饱和度降低）不是脓毒症。患有严重感染（如通过静脉输液可迅速缓解的急性肾损伤和低血压）的体弱老年患者的正常生理失代偿也不是脓毒症。正如我们将在本章后面看到的，脓毒症是一种多方面的宿主失调反应，可导致危及生命的器官功能障碍，其表现形式可以通过先前存在的疾病、长期伴发病及药物（如免疫抑制剂）来改变。对感染正常反应的患者仍然可能生病，需要急救。另一方面，脓毒症患者有时看起来很正常，尤其是对于缺乏经验的医生。

毫无疑问，"考虑脓毒症"很重要，因为它的死亡率可能非常高（表 6.3），但这与将每个生命体征异常合并感染的患者都依据脓毒症进行诊断和治疗的情况不同。那么，脓毒症到底是什么，我们如何筛查和诊断呢？

表 6.1 脓毒症 3 定义

	定义
脓毒症	• 由宿主对感染的反应失调而导致危及生命的器官功能障碍
	• 对于临床操作，常表现为 SOFA 评分增加 2 分或以上
	• 院内死亡率>10%
脓毒症休克	• 严重循环、细胞及代谢异常的脓毒症的子集
	• 临床表现为持续性低血压，在没有低血容量的情况下，需要血管升压药维持平均动脉压>65mmHg 和血清乳酸>2mmol/L
	• 院内死亡率>40%

SOFA=sepsis-related organ failre assessment.

术语"全身炎症反应综合征"和"严重脓毒症"已不再使用。

表 6.2　SOFA 评分

系统	评分				
	0	1	2	3	4
呼吸					
PaO_2/FiO_2 mmHg（kPa）	≥400（53.3）	<400（53.3）	<300（40）	<200（26.7）有呼吸支持	<100（13.3）有呼吸支持
凝血					
血小板×10³/μL	≥150	<150	<100	<50	<20
肝脏					
胆红素 μmol/L	<20	20~32	33~101	102~204	>204
心血管					
MAP mmHg [以 μg/(kg·min) 为单位至少持续 1 小时]	≥70	<70	多巴胺<5 或多巴酚丁胺（任意剂量）	多巴胺 5.1~15 或肾上腺素≤0.1 或去甲肾上腺素≤0.1	多巴胺>15 或肾上腺素>0.1 或去甲肾上腺素>0.1
中枢神经系统					
Glasgow 昏迷评分	15	13~14	10~12	6~9	<6
肾					
肌酐 μmol/L	<110	110~170	171~299	300~440	>440
尿量 mL/24h				<500	<200

Source：Vincent JL，Moreno R，Takala J，et al. Working Group on Sepsis−Related Problems of the European Society of Intensive Care Medicine.The SOFA（Sepsis−related Organ Failure Assessment）score to describe organ dysfunction/failure.Intensive Care Med1996；22（7）：707−710，Springer Nature.

表 6.3　根据衰竭器官的数量，ICU 脓毒症的死亡率

器官衰竭数量	ICU 患者 (%)	死亡率 (%)
0	35.1	3.2
1	24.9	10.6
2	16.8	25.5
3	12.1	51.4
4	6.5	61.3
5	3.0	67.4
6	1.6	91.3

脓毒症的基本病理生理

脓毒症可以被认为是身体对感染的过度反应。目前,尚不清楚为什么有些人会患脓毒症,而另一些人不会。脓毒症的病理生理是复杂的,目前尚不清楚,并且是正在进行的研究重点。不过,现在已经认识到,脓毒症涉及促炎和抗炎细胞因子的早期激活,以及涉及心血管、内分泌、代谢和凝血系统的非免疫途径的重大改变。虽然细菌感染仍然是脓毒症的主要原因,但也会发生病毒和真菌感染,尤其是在免疫功能低下和其他有伴发病的患者。在英国,脓毒症的最常见感染部位是肺、泌尿道、腹部器官和骨盆,其次是皮肤/软组织、骨骼及关节。

脓毒症的免疫反应

细菌表面毒素,如脂多糖和其他分泌性细菌病原体的相关分子模式(PAMP),刺激宿主细胞上的 toll 样受体和其他细胞表面受体[7]。toll 样受体也会受到受损细胞内容物(如线粒体)的刺激。然后,细胞内信号传导启动促炎症级联反应和招募更多炎症细胞,并释放促炎和抗炎介质。细胞因子(如肿瘤坏死因子和白介素)导致中性粒细胞与内皮细胞黏附,并增加内皮的通透性、激活补体和凝血级联反应,导致各种免疫血栓性的并发症,从微血管血栓形成到弥散性血管内凝血,以及全身微循环紊乱(图 6.1)。正是这种异常的宿主反应,而不是感染本身,导致了脓毒症的特征性表现器官功能障碍[8]。

脓毒症的过程造成了双相反应,免疫高反应性随后是由免疫衰竭导致的低反应性状态。自主神经系统兴奋引起的心脏过度紧张会造成整体心脏运动障碍、低血压和低灌注的状态。这进一步加剧了器官内过度凝血导致的缺血,并造成进一步的组织异常[9]。最终,这些汇聚机制导致低血压患者的器官因缺血损伤和促炎组织损伤而以不同的速率衰竭。脓毒症的炎症阶段可以持续数小时到数天,早期脓毒症的死亡率在 3~5 天时升至峰值。如果患者在炎症阶段存活下来,在促炎资源耗尽后的几天内,免疫抑制就会开始。此时会出现抗炎情况,在脓毒症发病后的20~30 天时,由于共生菌群和机会性致病菌,继发感染死亡人数达到峰值[10,11]。

脓毒症的代谢变化

脓毒症的代谢功能障碍不仅由于组织氧传递受损所致的组织缺氧,并由线粒体功能障碍及多种非免疫途径间的复杂相互作用而引起。高水平活性氧对线粒体的损伤可导致三磷酸腺苷(ATP)水平下降。为防止 ATP 呈现出致命性的下降,细

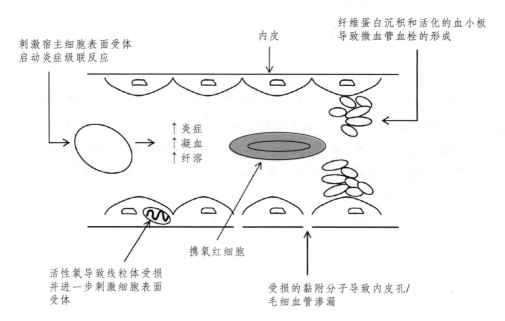

刺激宿主细胞表面受体
启动炎症级联反应

内皮

纤维蛋白沉积和活化的血小板
导致微血管血栓的形成

↑炎症
↑凝血
↑纤溶

活性氧导致线粒体受损
并进一步刺激细胞表面
受体

携氧红细胞

受损的黏附分子导致内皮孔/
毛细血管渗漏

图 6.1　脓毒症的免疫反应和微循环紊乱。细菌表面毒素刺激宿主白细胞上的细胞表面受体。不成比例的炎症级联反应导致线粒体功能障碍、内皮损伤、微血管血栓、组织缺氧、心脏，以及其他器官功能障碍。如需获取脓毒症引起的微循环变化的良好视觉展现，请访问 https://youtu. be/xAo1GsYUr7Q。

胞进入类似冬眠的状态。ATP 的全身减少和能量消耗将导致或加剧急性肾损伤、心肌抑制、肝功能障碍、脑病和急性肺损伤、肺通透性增加、胃肠道屏障，以及运输功能降低。

组织灌注不足

一直以来，脓毒症休克被简单地理解为因组织灌注不足导致的组织缺氧。然而，我们现在知道其实它的情况更为复杂。例如，

- 脓毒症患者的心输出量可能保持、增加或降低。
- 静脉输液负荷有时对危重患者的心输出量几乎没有影响（如果有的话），并且血压不会持续升高。
- 在脓毒症试验模型或在临床研究中未观察到细胞缺氧。
- 脓毒症中升高的血清乳酸是有氧产生的，作为提高生物能量效率的适应性反应，可能是对肾上腺素能刺激的反应，而不是因为组织缺氧。
- 脓毒症的器官衰竭涉及与缺氧/低灌注无关的细胞功能障碍，包括线粒体

结构改变和耗氧量减少。

组织缺血的发生是由于氧气输送和组织需求之间的全身或局部不匹配所引起的。尽管血管内皮和微循环在脓毒症中起着关键作用,但这些微循环的改变并不总是与血压和心输出量等宏观循环指标相关。事实上,有人提出,伴有低血压或血清乳酸升高的脓毒症并不是严格意义上的"休克"状态,而是脓毒症导致的血流动力学和新陈代谢的适应性(即有益的)改变。一些脓毒症患者的血压正常(见自我评估:病例2)。微循环和宏观循环间的差异使得标准治疗难以定义,并有助于解释先前脓毒症治疗失败的原因,是因为"超大"氧气输送的目标会造成损害。同时也开始质疑积极使用静脉输液来复苏低血压脓毒症患者的这一治疗措施(见"脓毒症中的液体复苏"的迷你教程)。

脓毒症筛查工具

2016年,拯救脓毒症运动指南[12]建议所有医院对急症患者进行脓毒症的筛查。英国脓毒症协会[13]和英国国家健康与优质照护研究所(NICE)[14]发布了旨在帮助医疗专业人员"可疑脓毒症"的筛查工具。两者均指出如果存在以下一项或多项情况,则患者处于高风险,应立即开启脓毒症治疗:

- 新出现的精神状态改变。
- 收缩压<90mmHg。
- 心率>130 次/分。
- 呼吸频率≥25 次/分。
- 需要氧气来维持 SpO_2≥92%(或≥88%已知为慢性阻塞性肺疾病)。
- 尿量不足。
- 乳酸≥2mmol/L。
- 近期化疗。
- 外观呈斑驳或灰白色。

根据上述标准,患有肺炎、谵妄及快速心房颤动(存在是正常生理反应的争议)的入院年老体弱的患者应该接受脓毒症治疗,这就是问题所在:"疑似脓毒症"并不意味着患者患有脓毒症。在2019年发表在《柳叶刀》上的一篇文章[15],脓毒症和脓毒症休克定义的第三次国际共识声明(脓毒症3)的两位作者写道:

> 脓毒症是由宿主对感染的反应失调引起的危及生命的器官功能障碍,仅在极少数患者中发生,一小部分感染患者被送入ICU,其中约70%患者在住院

期间存活。尽管无法获得确切的数据，但大多数接受全面、积极治疗的严重器官功能障碍的患者很可能会被送入重症监护室。在重症监护室外死亡的感染患者（以及许多在重症监护室内死亡的）主要是年老、体弱且处于生命末期的人群。事实上，英格兰 77.5% 的脓毒症相关死亡的患者年龄在 75 岁或以上）。相比之下，0~18 岁儿童每年约有 150 例脓毒症相关死亡，院内死亡率为 0.075%。虚弱和严重并发症的高发病率使得大多数与脓毒症相关的死亡既不能归因于脓毒症，也不能通过及时有效的治疗来预防[16]。

为了回应对脓毒症的过度诊断和抗生素管理的担忧，更新后的 2019 年英国脓毒症协会集束化照护和 NICE 指南已规定，首先"由高级临床决策医生立即检查，以评估该病例并考虑脓毒症的替代诊断"。

英国医院最常用的筛查工具是在第 1 章中描述的 NEWS2 评分，该评分已被发现是死亡率良好的预测指标。其评分为 5 分或更高，或任何单个参数评分为 3 分，会启动有资质医生的评估，其中包括询问以下问题："该患者是否因感染而不适？"如果答案是肯定的，并且存在任何脓毒症的高风险特征（见上述清单），则"脓毒症 6"集束化照护应在 1 小时内完成。英国脓毒症协会还为电话分类、初级照护和救护车的服务提供了筛查工具。

除了经常使用的筛查工具外，脓毒症和脓毒症休克（脓毒症 3）定义的第三次国际共识引入了"快速 SOFA"评分，作为快速识别患者可能预后不良的临床工具。如果患者存在以下两种或两种以上症状，快速 SOFA 评分为阳性：

- 呼吸频率≥22 次/分。
- 精神状态改变（格拉斯哥昏迷评分低于 15）。
- 收缩压≤100mmHg。

快速 SOFA 评分阳性可提示医生查找器官功能障碍，在适当的情况下启动或升级治疗方案，并考虑转入重症监护室。需要注意的是，快速 SOFA 不是脓毒症的筛查工具。美国急诊医学会的一项 Meta 分析发现：其作为急诊科的脓毒症筛查工具，表现一直不佳，对于已经诊断为脓毒症的患者，与其他临床工具相比，在预测器官功能障碍、入住 ICU 的需求，以及住院死亡率方面表现良好[17]。

目前还没有关于脓毒症的诊断检验。然而，相关研究正在努力确定可用于医院和社区脓毒症的生物标志物。同时，可以考虑脓毒症：

- 患者呈病态。
- 或触发早期预警评分。
- 并存在感染症状或体征。

脓毒症 6

"脓毒症 6"是指脓毒症疑似患者初始治疗的 6 个步骤。但它是从哪里来的?

国际脓毒症生存运动(SSC)成立于 2002 年,合作方包括欧洲重症监护医学会、国际脓毒症论坛及重症监护医学会。它的成立旨在通过教育和实施循证指南来改善脓毒症的诊断和治疗。几十年来,由于教育、集束化照护、服务再造和新的治疗,心肌梗死的死亡率已从 30% 降低到 8%。SSC 的观点是为脓毒症提供相同水平的强烈的临床责任。2018 年,它将之前的初始复苏和正在进行的集束化照护管理合并为统一的 1 小时脓毒症集束化方案[18]。集束化照护是一组基于证据的干预措施,一起实施比单独执行会产生更好的结果。1 小时脓毒症集束化方案基于这样一个事实,在重症监护室外进行简单、及时的干预可以改善脓毒症的预后。

英国脓毒症协会采纳了 SSC 指南并创建了容易记忆的集束化照护方案,称为"脓毒症 6"。它现在已被全球 30 多个国家使用,并随着新证据的出现进行更新。SSC1 小时集束化方案和脓毒症 6 见表 6.4 和表 6.5。

脓毒症和脓毒症休克的管理

本节将详细介绍脓毒症和脓毒症休克的管理,以及一些支持不同干预的证据。大多数脓毒症病例都需要住进重症监护病房(如适合),因为即使有最佳的初始管理,通常也需要对衰竭的器官系统提供支持。

氧气疗法

任何意识水平降低的患者都应进行气道管理。如第 2 章所述,当低氧血症时

表 6.4　SSC1 小时集束化方案

要素	推荐等级和级别
测量乳酸 *	弱推荐。证据质量低
在使用抗生素前留取血培养	最佳实践声明
使用广谱抗生素	强烈推荐。证据质量中
迅速给予 30mL/kg 晶体,用于低血压或乳酸≥4mmol/L	强烈推荐。证据质量低
如果患者在液体复苏期间或之后出现低血压,则使用血管升压药,以维持平均动脉压>65mmHg	强烈推荐。证据质量中

* 如果初始乳酸>2mmol/L,重新测量。

表 6.5 脓毒症 6

如果患者看起来身体不适,或者 NEWS2 为 5 分或以上,应问一下"这是什么感染造成的?"如出现任何高风险特征("危险信号"),开始脓毒症 6:

1.确保高级临床医生的参与

并不是所有有危险信号的患者都迫切需要脓毒症 6。高级临床医生可能会寻求其他诊断/降级照护

2.氧气,如需要

启动如果血氧饱和度<92%,应以 94%~98% 的血氧饱和度为目标。如患有高碳酸血症呼吸衰竭的风险,以 88%~92% 的血氧饱和度为目标

3.建立静脉通路,采血

血培养、血糖、乳酸、全血细胞计数、尿素氮和电解质、CRP 和凝血

4.静脉使用抗生素

最大剂量的广谱疗法。考虑:当地政策/过敏状态/抗病毒

5.静脉输液

一次输入 500mL 液体(成人)。NICE 建议使用乳酸来指导后续的液体治疗

6.监测

使用 NEWS2,监测尿量,这可能需要导尿管。如果初始乳酸升高或临床情况变化,则至少每小时重复检验乳酸

就应给予氧气,而不是仅当确诊为脓毒症时才给予氧气。高氧血症可导致线粒体损伤和 ATP 耗竭,并导致外周血管收缩、冠状血管收缩和心输出量减少。因此,高水平氧气的分子和生理效应可能会抵消氧气补充的积极效果。几项研究表明高氧血症与心脏骤停、卒中和创伤性脑损伤后的死亡率增加之间存在明显的相关性[19]。高氧血症与脓毒症之间的关系仍有待研究。

血清乳酸测定

持续升高的血清乳酸是一个不良的预后指标,乳酸与死亡率呈线性关系,乳酸水平降低与预后改善相关[20,21]。SSC 和 NICE 指南推荐了一系列的乳酸测定来指导脓毒症的复苏。在未出现低血压的情况下,脓毒症可能会导致乳酸升高(所谓的"隐源性休克")。对于与脓毒症相关的高乳酸血症的普遍理解是,无氧糖酵解导致的低灌注和组织缺氧的标志。然而,大量的证据对这一观点提出了质疑。试验和人体研究一致并支持这样的观点,高乳酸血症可以更好地解释为应激(肾上腺素能)反应激活导致的有氧糖酵解增加。实际上,它可能通过增加乳酸氧化来促进生物的能量效率[22]。因此,乳酸的产生可随疾病严重程度的增加而增加。

血培养

即使患者没有发热,疑似脓毒症患者也应进行血培养。发热只是脓毒症的其中一个症状,其可能不存在。第二套血培养将检测菌血症的敏感性大约从 70% 提高到 90%[23],血液越多,产量越高,因此每个瓶中的血液量应为 10mL 左右。只有一半的脓毒症患者的血培养呈阳性,脓毒症休克患者降低到 1/3。在英国,2/3 的阳性血培养为革兰氏阴性菌,1/3 为革兰氏阳性菌[24]。在理想情况下,应在应用抗生素前进行血培养,但如果获得血培养有任何困难,不要延迟患者对抗生素的使用。其他可能感染的体液或组织应尽快取样,如尿液、胸膜液、伤口、腹泻、脑脊液等。

广谱静脉注射抗生素

脓毒症患者建议使用广谱静脉注射抗生素。然而,抗生素的使用时机(建议在识别疑似脓毒症后 1 小时内使用)存在争议。一项广为引用的回顾性研究发现,脓毒症休克患者每延迟 1 小时使用抗生素,死亡率平均增加 7.6%[25]。对于疑似脓毒症患者,没有证据表明应在这个时间窗内使用抗生素。2015 年,一项对 11 项研究的系统综述和 Meta 分析表明,在脓毒症患者确诊后的 3 小时内和脓毒症休克患者 1 小时内使用抗生素,对生存没有益处[26]。脓毒症或脓毒症休克患者在入院途中使用抗生素与抵达后使用抗生素的死亡率没有差异[27]。

对疑似脓毒症患者在 1 小时内使用抗生素的建议,美国传染病学会发表声明[28]解释不予支持的原因为:“如果休克患者可能存在感染,立即使用广谱抗生素和输液是可以理解是适当的。但对于病情较轻且不确定存在感染(或可能存在病毒感染)的患者,通常有更多时间收集诊断数据,以制订更明智、更精确的治疗方案。除接受治疗的特定患者外,抗生素的过度使用通常对住院人群有负面影响。”

抗生素的选择通常由当地医院政策决定,如有疑问,应咨询微生物学或传染病专家,尤其如果患者是返程的旅行者。抗生素的治疗方案应根据培养结果在 48~72 小时可确定。在临床情况允许的条件下,应每天考虑抗生素的逐渐减量。血清降钙素原水平在及时停用抗生素方面有价值,但可能无法获得。

源头控制

控制感染源至关重要,观察数据表明,早期感染源控制不当与 28 天死亡率从 26.7% 上升到 42.9% 有关[13]。为了其的识别可能需要超声或计算机断层扫描等检查,并采用引流或协助手术切除感染组织。源头控制的原则可以用 4 个 D 来描述:

- 脓液或体液的引流,如肝脓肿、脓胸。
- 对坏死或感染的实体组织进行清创,通常是外科急诊,如坏死性筋膜炎、肠穿孔。
- 设备移除,如留置导管、中央导管等。
- 解剖异常的最终修复,如内脏穿孔。

如果患者在治疗后病情未改善,重新评估源头控制非常重要。

静脉输液应用

静脉输液在脓毒症患者复苏中的作用仍存在争议。静脉输液应该用于血流动力学不稳定的患者,其定义为低血压(收缩压≤90mmHg 或收缩压比基线降低>40mmHg)或乳酸升高(≥4mmol/L)。然而,脓毒症引起的低血压起因于不同的病理过程,需要不同的治疗方法。例如,由于血管通透性增加导致血容量减少而导致的低血容量需要液体复苏,但影响静脉容量和动脉阻力的血管扩张最好使用血管升压药来进行治疗,脓毒症相关的心肌功能障碍可能需要肌力药物。

尽管这些过程不同,复苏的目标是恢复血容量,改善器官灌注情况,优化氧气输送。氧气输送的原理在第 2 章中有简单的描述,但将在这里详述。在大多数组织中,氧气消耗(VO_2)由代谢需求决定,不依赖于氧气输送(DO_2)。但如果氧气输送降低到临界水平,氧气消耗就会变得"供应依赖"。脓毒症患者的组织在更高水平的氧气输送下变得供应依赖。如图 6.2 所示。脓毒症患者的氧气需求增加,但微循

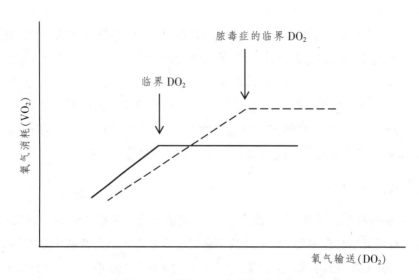

图 6.2 脓毒症患者氧气消耗与氧气输送之间的关系。

环和大循环发生的病理生理学变化会损伤氧气输送。微循环的异常已经被描述。在大循环,这些异常为低血容量、血管调节功能障碍和心肌抑制。利用氧气输送方程,我们可以看到大循环如何以各种方式优化整体氧气输送(图 6.3),但血压和心排血量的宏观目标并不总是反映细胞水平发生的情况。

越来越多的观察证据表明,静脉输液的不当使用与脓毒症的不良结果有关,包括对器官支持需求和死亡率的增加[29]。关于脓毒症液体应用的更多信息,见迷你教程。

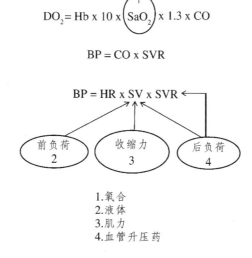

$$DO_2 = Hb \times 10 \times \boxed{SaO_2}^{1} \times 1.3 \times CO$$

$$BP = CO \times SVR$$

$$BP = HR \times SV \times SVR$$

前负荷 2　　收缩力 3　　后负荷 4

1. 氧合
2. 液体
3. 肌力
4. 血管升压药

图 6.3　调控脓毒症大循环以优化整体的氧气输送。SaO_2,血氧饱和度;SV,每搏输出量。

迷你教程:脓毒症中的液体复苏

什么液体?

2016 年,SSC 指南推荐脓毒症和脓毒症休克患者选择晶体。晶体中,比较平衡晶体溶液(如 Hartmann 液或林格式乳酸液)与 0.9%氯化钠(生理盐水)在危重病中的应用的研究表明,限制氯的复苏策略与死亡率、急性肾损伤和肾脏替代疗法的需求降低相关[30,31]。"当患者需要大量晶体时"推荐使用白蛋白,尽管其益处的证据尚不明确。与用于治疗低血容量的晶体或白蛋白相比,明胶与过敏反应、出血、肾衰竭和死亡率的风险增加有关。有几项指南不推荐使用羟乙基淀粉,因为有充分证据表明,其存在肾毒性和死亡风险显著增加的安全问题。限制性输血是安全的。当血红蛋白水平低于 7g/dL 或 9g/dL 时,输血会导致同等的死亡率和发病率。

多少液体?

SSC 指南推荐迅速使用 30mL/kg 的晶体,用于低血压或乳酸≥4mmol/L 的脓毒症患者。NICE 推荐在 15 分钟内输入 500mL 晶体,在第 1 个小时内输入 30mL/kg。对于一个体重 70kg 的患者,第 1 个小时的输入量大约为 2L。然而,治疗的目标不是给予特定容量的液体,而是优化组织灌注。晶体在 20~40 分钟后离开血管内。因此,很容易在短时间内进行几次液体试验,以纠正低血压,并创造一个潜在的、破坏性大的液体正平衡环境。一旦低血容量得到纠正,患者就需要血管升压药或肌力药物来治疗持续性低血压。有证据表明,脓毒症患者持续的液体正平衡是有害的,会加重脓毒症而引起肺损伤,并增加死亡风险[32]。

静脉输液过量可能造成伤害的机制包括:

- 组织水肿,导致对通气支持的需求增加,肠道微生物易位增加,肾静脉压增加而影响灌注。

- 关闭的毛细血管(所谓的"冬眠循环")的开放导致富含细胞因子的血液涌入全身循环,加剧全身炎症。

- 血管内皮管腔壁内的糖萼层降解。糖萼通过维持内皮细胞处于静止状态,在血管内环境的稳定中起着关键作用。糖萼完整性的丧失是内皮细胞活化和全身炎症状态传播的关键步骤。

在撰写本书时,正在进行两项多中心随机对照试验,以比较脓毒症休克患者的常规复苏策略和液体限制方法。

监测,包括尿量

监测对脓毒症患者来说极为重要。推荐定期监测生命体征并重复测量乳酸。如果患者在第 1 个小时内对初始治疗没有反应,应在适当的情况下转入重症监护病房。尿量是衡量肾脏灌注的良好指标,应密切监测,患者通常使用导尿管。

血管升压药和肌力药物

虽然脓毒症休克的定义是"持续性低血压,在无低血容量的情况下,需要血管升压药维持平均动脉压>65mmHg 和血清乳酸>2mmol/L",但该定义并未给出足够的复苏容量。因此,知道何时开始使用血管升压药可能很困难,需要临床医生尽最大努力确定患者的血容量是否充足,其使用的技术在第 5 章有概述。

与其他休克原因不同,脓毒症患者的心排血量通常可以维持,甚至增加。低血压源于全身血管阻力降低或心输出量减少。SVR 可以被认为是心脏泵的阻力,主要由小动脉的直径决定。其计算方式如下:

$$SVR=MAP-CVP(以\ mmHg\ 为单位)\times80(校正系数)/CO(以\ L/min\ 为单位)$$

（正常范围为 1000~1500dyne s/cm^5）

血管升压药可以收缩血管并增加全身血管阻力。肌力药物可以增强心肌收缩力。血管活性药物是这两种药物的通称。为了解血管升压药和肌力药物的工作原理,理解循环中受体的主要类型就很重要。这些受体在细胞水平通过 G 蛋白和环磷酸腺苷发挥作用。表 6.6 列出了循环中各种受体的作用,以及常用的血管活性药物的作用。

在脓毒症休克的情况下,选择理想的血管升压药已成为几项大规模多中心试验的来源。下面描述的所有药物都是短效的,它们对循环的影响可以立马显现。一般推荐所有药物(去氧肾上腺素和间羟胺除外)都应通过中央导管给药,以避免组织坏死。然而,如果管理得当,经外周大静脉短期输注去甲肾上腺素已被证实是一种安全的替代方法。虽然建立中心静脉通路延迟或困难,但不应延迟使用去甲肾

表 6.6　循环中的受体和常见血管活性药物的作用

感受器	功能			部位	
α 受体	血管收缩			外周、肾、冠状动脉	
β$_1$ 受体	↑收缩力			心脏	
	↑心率				
	↑心输出量				
β$_2$ 受体	血管舒张			外周、肾	
多巴胺受体	一系列作用(见下文)			肾、肠道、冠状动脉	
V$_{1a}$(血管升压素)受体	血管收缩,心肌肥厚,血小板聚集、糖原分解、子宫收缩			血管平滑肌,血小板,内皮细胞,子宫肌层	

血管活性药物	α$_1$	β$_1$	β$_2$	DA	V$_{1a}$
去甲肾上腺素	++++	+			
精氨酸加压素					++++
多巴胺					
·低剂量	++	++	+	+++	
·中剂量		++	+	++	
·高剂量				+	
多巴酚丁胺		+++	++		
肾上腺素	+~+++	+++	++		
去氧肾上腺素	++++				
多培沙明		+	+++	++	

上腺素。对一项大型国际数据库中登记的脓毒症休克患者的回顾性分析发现,每延迟 1 小时使用血管升压药,死亡率就会增加 7%[33]。

2016 年 SSC 指南推荐:

• 去甲肾上腺素作为首选血管升压药。

• 如有必要,在去甲肾上腺素中加入血管升压素或肾上腺素。

• 高剂量多巴胺作为去甲肾上腺素的替代,仅适用于部分患者(发生快速心律失常和心动过缓的风险较低)。不推荐使用低剂量的多巴胺进行"肾脏保护"。

• 多巴酚丁胺适用于有证据显示持续低灌注,但有足够的液体负荷和血管升压药进行治疗的患者。

肾上腺素是一种 α_1 受体激动剂,主要作用于大动脉,对终末动脉几乎无影响。它对心脏的影响很小,不会引起心动过速。有时在急诊科作为临时使用措施,因为它可以在建立中心静脉之前通过外周静脉输注。然而,由于其可能降低 SV,SSC 指南不推荐将其用于脓毒症休克的治疗中,除非患者使用去甲肾上腺素出现严重心律失常、心输出量过高或需要抢救。间羟胺(一种具有少量 β 效应的 α_1 受体激动剂)也用于急诊科,作为使用外周静脉的临时措施。

去甲肾上腺素

许多临床试验表明与多巴胺和其他血管活性药物相比,去甲肾上腺素是脓毒症休克的一线血管升压药,其结果更好,不良反应更少。它是一种有效的 α 受体激动剂(血管收缩剂),通过增加全身血管阻力来升高血压。它有少量的 β_1 受体活性,可引起心肌收缩力、心率和心输出量的增加,但对 β_2 受体没有影响。因此,它主要作为血管升压药,几乎没有肌力效应。其通过血管收缩,去甲肾上腺素可以减少肾脏、肠道和肌肉的灌注,但对于脓毒症患者,它可以通过增加灌注压来增加肾脏和肠道的灌注。

血管升压素

血管升压素(抗利尿激素)是 V_1 受体激动剂,在治疗液体和儿茶酚胺难治性脓毒症休克方面是去甲肾上腺素的有效替代。在血管扩张性休克中,由于垂体分泌减少,血管升压素的水平降低。皮质类固醇也能抑制血管升压素的分泌。当其水平低时,血管升压素的抗利尿作用占主导地位,但随着水平的增加,血管收缩作用逐渐增强。

血管升压素和脓毒症休克试验将去甲肾上腺素和血管升压素进行了比较,显示结果相似,所有研究患者的不良预后均未增加,且对休克程度较轻的患者进行亚组分析时,存活率有所提高[34]。在比较血管升压素与去甲肾上腺素作为初始治疗的脓毒症休克试验中,在早期开始血管升压素治疗与单纯去甲肾上腺素治疗脓毒症休克的患者中,在无肾衰竭天数或死亡率方面没有差异[35]。这些数据可能表明,血管升压素是可行的去甲肾上腺素的一线替代。然而,SSC 指南不推荐将血管升压素作为脓毒症休克治疗的单一药物,而是建议将其添加到去甲肾上腺素中,以增加 MAP 或减少去甲肾上腺素的剂量。

特利加压素和塞莱普林是更具选择性的 V_{1a} 受体激动剂,在改善儿茶酚胺难治性脓毒症休克方面可能比血管升压素更有效。表 6.7 总结了不同血管升压素受体的部位和功能。

多巴胺

多巴胺刺激肾上腺受体和多巴胺受体。多巴胺的作用可随着剂量的增加而改变:

- 低剂量时,主要效应是多巴胺能激动引起肾和肠道的血流增加。
- 中剂量时,β_1 受体效应占主导地位,导致心肌收缩力、心率和心输出量增加。
- 高剂量时,α 激动占主导地位,导致全身血管阻力增加和肾血流减少。高剂量的多巴胺与心律失常和心肌氧的需求增加有关。

危重患者血清的多巴胺水平存在显著的个体差异,因此很难知道哪些作用占主导地位。过去低剂量使用多巴胺用于脓毒症的"肾脏保护",但现在不再推荐,因为研究表明它没有益处,可能会造成伤害[36]。

多巴酚丁胺

高达 60% 的患者存在左心室功能受损的心脏抑制,是脓毒症休克的公认表现,与无心脏损害的患者相比,其与死亡率增加有关。其表现为收缩力下降、肌钙蛋白

表 6.7　血管升压素受体的部位和功能

受体	部位	功能
V_{1a}(以前是 V_1)	主要在血管平滑肌	血管收缩,子宫收缩
V_{1b}(以前是 V_3)	垂体前叶	释放促肾上腺皮质激素、催乳素、内啡肽
V_2	主要在肾脏的远曲小管和集合管	抗利尿效应,扩张血管

血管升压素受体有 3 种亚型:V_{1a}、V_{1b} 和 V_2。均为 G 蛋白耦联受体。

水平升高、心室对液体的反应受损或心室扩张。SSC指南推荐在心肌功能障碍(定义为心脏充盈压升高和心输出量降低)的情况下,可使用多巴酚丁胺或将其添加到已有的血管升压药治疗方案中[37]。

多巴酚丁胺具有显著的β_1效应,可增加心率和收缩力,进而增加心输出量。它还具有β_2效应,可降低全身和肺血管的阻力。服用β受体阻滞剂的患者可能会出现轻微的α效应(由于监管不足)。使用多巴酚丁胺后,后负荷的降低抵消了心肌耗氧量的增加。多巴酚丁胺对内脏血管床没有影响,但心输出量增加导致肾和内脏的血流量增加。心输出量的增加可能会增加血压,但由于全身血管阻力降低或不变,导致多巴酚丁胺对血压的影响是可变的。

肾上腺素

肾上腺素是一种有效的β_1、β_2和α受体激动剂。肾上腺素的心血管效应取决于其剂量。低剂量时,β_1激动占主导地位(即收缩力、心率和心输出量增加)。β_2受体有时激动(导致血管和支气管扩张),但其并不占主导地位,因此血压升高。随着剂量的增加,α受体激动变得占主导地位,导致血管收缩,从而进一步增加收缩压。肾脏和肠道的血管也会收缩。心肌耗氧量的增加大于多巴酚丁胺。代谢效应包括血钾的下降、血糖的升高,以及可能导致血清乳酸的升高的代谢刺激。

皮质类固醇

皮质类固醇在脓毒症患者中的作用仍有争议。最近的Meta分析得出结论,低剂量皮质类固醇对短期死亡率没有或只有很小的降低,但能够更快地解决休克并缩短ICU住院时间[38]。目前,SSC指南建议,如果液体复苏和血管升压药治疗有效,则不推荐使用低剂量皮质类固醇。如果进行了充分的液体复苏和血管升压药治疗,但血流动力学仍不稳定,则可以静脉注射氢化可的松,剂量为200mg/d。

脓毒症对肺和肾的影响

脓毒症发生的炎症和微循环变化也会影响肺。呼吸功能障碍包括亚临床疾病、急性肺损伤(ALI)及急性呼吸窘迫综合征(ARDS)。ARDS可由多种损害引起,但在脓毒症中很常见,50%的患者会出现ALI或ARDS。ALI/ARDS患者在胸部X线片上呈现双侧斑片状浸润,PaO_2/FiO_2比值较低,这不是由于体液过多或心力衰竭引起的。

ARDS的病理变化分为3个阶段:

• 早期渗出期(第1~5天)是以水肿和出血为特征。

- 纤维增生期(第 6~10 天)是以组织和修复为特征。

- 纤维化期(10 天后)是以纤维化为特征。

ARDS 的特征是肺泡上皮细胞炎症、气室充满血浆蛋白质、表面活性物质消耗和正常血管内皮的反应性丧失。当患者 ALI/ARDS 时,缺氧性血管收缩代偿受损,血液通过肺非通气区域分流,因此发生难治性低氧血症。气道阻力增加,肺顺应性降低。ARDS 的发展使脓毒症的治疗变得复杂。氧合虽然很重要,但高通气压力会导致出现更多的肺损伤,并对体循环产生不利影响。

ARDS 的研究引发几种不同的肺保护策略,包括更好的液体管理、不同的患者通气方式,以及在未解决的 ARDS 中使用类固醇。脓毒症合并 ALI/ARDS 患者通气使用低潮气量和低吸气峰值压力可以改善预后。由此导致的适度高碳酸血症是安全的。因此,SSC 指南推荐脓毒症患者使用低潮气量(6mL/kg 理想体重)进行通气,吸气平台压力为 30cmH_2O。其基本原理是,机械通气通过剪切力和气压伤,可以使炎症和肺损伤持续存在,这是 ARDS 进程的一部分。在能够为俯卧位患者通气的重症监护室,推荐重度 ARDS 患者每天俯卧位通气 16 小时。体外膜肺氧合(ECMO)可能降低极其严重的 ARDS 的死亡率,并且如果有体外膜肺氧合,则应考虑在这些患者中使用。

尽管在健康的情况下,由于自我调节,肾脏的血流量在一定血压范围内保持相当稳定,但在危重症中,这种情况会被破坏,随着心输出量的下降,尿量也会减少。然而,脓毒症相关急性肾损伤(AKI)不仅仅是由于灌注不足,越来越多的证据表明它是由多种因素造成的。SA-AKI 也可由直接炎症损伤、内皮细胞和微循环功能障碍、微血管血栓形成和缺血再灌注损伤引起。高达 60% 的脓毒症患者合并 AKI,而脓毒症与高达 50% 的 AKI 相关。与不合并 AKI 的患者相比,脓毒症合并 AKI 患者的死亡率显著增加,与其他原因导致的 AKI 患者相比,脓毒症合并 AKI 患者的死亡率显著增加[39]。预防 SA-AKI 的策略包括严谨的液体平衡和避免肾毒性药物对肾脏的进一步损伤。

重症监护室的其他支持性照护

除了上述不同的治疗外,SSC 指南还推荐对血糖高于 10mmol/L 的患者进行严谨的血糖监测,并开始静脉注射胰岛素,以避免低血糖。其他支持性照护包括血栓预防、有胃肠道出血危险因素患者的应激性溃疡预防,以及早期启动的肠内营养。肠道灌注受损会打破黏膜屏障,并使细菌转移到循环中,刺激细胞因子的产生,导致炎症和器官功能障碍。这一理论已在动物研究中得到证实,但"细菌肠道易位"在人类多器官衰竭发展中的作用仍在研究。在脓毒症中,经鼻胃管提供营养支持是重要的,有助于维持肠道黏膜的完整性,预防应激性溃疡,并在这种高分解代谢状态下提供营养。

关键点:脓毒症

- 脓毒症定义为由于宿主对感染的反应失调而引发危及生命的器官功能障碍。
- 感染的正常反应(如肺炎时的心动过速、发热和呼吸频率过高)不是脓毒症。
- 当患有脓毒症时,存在严重的免疫、心血管、代谢和凝血异常,导致微循环功能障碍和组织缺氧,以及血压和心输出量的改变。
- 早期预警评分(如 NEWS2)可用于提醒医生注意可能患有脓毒症的异常生命体征患者。
- qSOFA 评分可用于预测脓毒症患者的器官功能障碍和入住 ICU 需求。
- 早期识别和及时干预,包括拯救脓毒症运动的脓毒症 1 小时集束化策略和"脓毒症 6"可以改善脓毒症患者的预后。
- 如果条件允许,脓毒症休克患者(在无低血容量的情况下,临床表现为持续低血压,血清乳酸>2mmol/L)应尽早转入重症监护室。

自我评估:病例

1.一名 29 岁的女性被带到急诊科,昏睡,生命体征如下:血压为 80/50mmHg,脉搏为 130 次/分,呼吸频率为 28 次/分,面罩吸氧为 10L/min,SpO$_2$ 为 95%,体温 38.5℃。动脉血气显示:pH 值为 7.3,PaO$_2$ 为 35.5kPa(273mmHg),PaCO$_2$ 为 3.5kPa(26.9mmHg),标准碳酸氢盐为 12.7mmol/L,BE-10,乳酸为 6mmol/L。其躯干有紫癜性皮疹。对声音有反应,床边血糖测量值为 6.2mmol/L(103 mg/dL),无颈部强直。NEWS2 评分是 4 分。你该如何管理?

2.一名 40 岁男性因社区获得性肺炎入院,开始使用恰当静脉注射抗生素。24 小时后,因为患者感觉不适,你需要进行复查。体检时,警觉,呼吸频率为 36 次/分,面罩吸氧为 15L/min,SpO$_2$ 为 94%,脉搏为 105 次/分,血压为 130/70mmHg。体温为 38℃,NEWS2 评分为 7 分。他一整天都没有排尿,护理人员做的膀胱扫描显示只有 60mL 尿液。动脉血气显示 pH 值为 7.3,PaO$_2$ 为 21kPa(161mmHg),PaCO$_2$ 为 3.5kPa(26.9mmHg),标准碳酸氢盐为 12.7mmol/L,BE-10,乳酸为 4.5mmol/L。其血糖正常。你该如何管理?

3.一名60岁男性因呼吸困难加重和咳嗽带痰而从心力衰竭门诊入院。最近的超声心动图显示左心室射血分数为35%。入院时的生命体征:警觉,血压为88/60mmHg,体温为38.1℃,呼吸频率为24次/分,不吸氧时的SpO_2为93%,脉搏为90次/分。NEWS2评分为8分。静脉血气显示乳酸为1.2mmol/L。胸部X线片显示左侧基底部有实变,CURB-65(意识障碍、血尿素氮、呼吸频率,以及血压和年龄≥65)评分为1分。你该如何管理?

4.一名52岁无既往病史的女性因感觉不适到急诊科就诊。她女儿描述了以下内容:发热,有时感到糊涂、恶心,并且"感觉非常不舒服"。当她到达医院时,其生命体征:警觉,脉搏为90次/分,体温为38℃,血压为120/70mmHg,呼吸频率为18次/分,不吸氧时的SpO_2为96%,尿量正常。她在接受检查时,医生注意到其腹部和四肢出现的紫色斑点,患者和其女儿之前未注意。NEWS2评分为0分。你该如何管理?

5.一名60岁的女性在急诊科就诊,根据症状和尿试纸检测阳性,以尿路感染进行治疗。第二天返回后,病情加重。她到达医院时,生命体征:警觉,脉搏为120次/分,体温为39℃,血压为80/50mmHg,呼吸频率为20次/分,不吸氧时的SpO_2为95%,尿量正常。NEWS2评分为7分。你该如何管理?

6.一名19岁的静脉注射吸毒者因使用污染针头而导致严重的手部感染于凌晨3时入院。他的手和胳膊越来越肿胀。其生命体征:警觉,血压为70/40mmHg,体温为39℃,呼吸频率为24次/分,不吸氧时的$SpO_2$95%,脉搏为130次/分。他没有外周静脉通路,因此他在刚入院时,接诊的初级医生给其服用大剂量口服抗生素,并决定"早晨复查"。NEWS2评分为9分。请描述你的管理。

7.一名患有严重类风湿性关节炎的45岁女性患者因右髋疼痛入院。她每月注射英夫利昔单抗(一种免疫抑制剂),每天使用类固醇。她的入院血液检验显示C反应蛋白和中性粒细胞计数升高。入院时的生命体征:血压为130/60mmHg,体温为36.7℃,呼吸频率为16次/分,不吸氧时的SpO_2为98%,脉搏为80次/分,警觉。24小时后,患者出现低血压(75/40mmHg)和心动过速(110次/分)。通过电话得知血培养结果为两个血培养瓶均显示金黄色葡萄球菌。你去看她时,她的其他生命体征:警觉,不发热,呼吸频率为24次/分、不吸氧时的SpO_2为87%。胸部听诊新出现了双侧基底部啰音。NEWS2评分为9分。你该如何管理?

8.一名95岁的女性患者因嗜睡和无法进食从养老院入院。两天前由于胸部感染,她的全科医生开始给她使用抗生素。她的既往病史包括痴呆、心力衰竭、慢性肾病、心房颤动,目前正在服用利尿剂、ACE抑制剂和抗凝剂。其入院时的生命体征是:血压为 90/60mmHg,体温为 36.7℃,呼吸频率为 22 次/分,不吸氧时的 SpO_2 为 93%,脉搏为 135 次/分。其昏睡时对声音有反应,但比平时更糊涂。NEWS2 评分为 13 分。胸部 X 线片显示右下肺实变。你该如何管理?

9.一名 30 岁女性患者因使用社区脓毒症筛查工具而被其全科医生(GP)送往医院。那天早晨,她因为发热、喉咙痛和感觉不适去看了全科医生。她没有既往史。检查时,她扁桃体肿大,其上覆盖有白色渗出物。入院时的生命体征:血压为 130/70mmHg,体温为 38.9℃,呼吸频率为 20 次/分,不吸氧时的 SpO_2 为 98%,脉搏为 115 次/分。NEWS2 评分为 3 分。她是警觉的,能够走进病房和吞咽。你该如何管理?

10.一名 50 岁的女性到急诊科就诊,主诉后背痛 4 天。两天前,她出现过相同的症状,腰椎 X 线正常。她这次在就诊期间,测量过一次血压,为 85/45mmHg。医生给她开了止痛药,然后被送回家。她现在后背痛变得更加严重,并呕吐了两次。她的丈夫说她看起来意识混乱,他很担心,因为她"根本不是她自己",看起来不舒服。其生命体征:血压为 90/60mmHg,体温为 36.7℃,呼吸频率为 20 次/分,不吸氧时的 SpO_2 为 96%,脉搏为 110 次/分,警觉,NEWS2 评分为 4 分。你该如何管理?

自我评估:讨论

1.该患者患有脓毒症。紫癜性皮疹是脑膜炎球菌脓毒症的提示(尽管其他感染也可能导致这种皮疹)。她的 qSOFA 评分是 3 分,现在就应寻求上级的帮助。从 A(需要时进行气道和氧气疗法)、B(呼吸)和 C(循环)开始,启动脓毒症 6。首先应建立静脉通路,然后采集血液进行培养、全血计数、尿素和电解质、肝功能,以及进行凝血和乳酸检验。乳酸可以通过实验室或大多数动脉血气机进行紧急测量。广谱抗生素应按照当地政策来使用。应确保患者受到密切监护,并立即将其转入重症监护室。在这种情况下,患者出现低血压。应给予液体试验以纠正低血压和低灌注。生理学上,"液体反应性"意味着心输出量取决于心脏前负荷,即 Frank-Starling 曲线的斜率陡峭,如第 5 章所述。不幸的是,许多研究表明,在重症监护室接受液体试验的患者中,只有一半存在液体反应性这一正常的生理状态。这种情况下,注意不要静脉输注过多的液体,可能需要早期使用血管升压药。

2.该患者患有脓毒症,尽管他的血压正常。他有呼吸衰竭、急性肾损伤的证据,以及引起严重代谢性酸中毒感染的床旁迹象。从 A(需要时进行气道和氧气疗法)、B(呼吸,如治疗所有喘息)和 C(循环)开始,启动脓毒症 6。该病例像病例 1

一样送检血液,并给予滴定液体以纠正代谢性酸中毒。该患者可能对液体试验反应迅速,只需要持续密切监测生命体征、呼吸功能和乳酸水平。然而,如果有持续代谢性酸中毒和器官功能衰竭的证据,应该将其转入重症监护室。如果过度使用液体,他可能有发展成 ALI/ARDS 的风险。

3.该患者可能没有患脓毒症。许多患有严重心力衰竭的人会出现低血压,所以一个重要的问题是对他来说什么是正常的。他确实患有肺炎。如第 2 章所述,基底部实变常导致低氧血症。他的乳酸水平正常。到目前为止,还没有证据表明"宿主对感染的反应失调导致危及生命的器官功能障碍",这是脓毒症的定义。在进一步评估之前,应根据当地政策开始进行对肺炎的治疗。

4.该患者患有脓毒症,尽管她的 NEWS2 评分为 0 分,很有可能患有脑膜炎球菌脓毒症。她腹部迅速出现的紫色斑点表明病情进展迅速。启动脓毒症 6。送检血培养和尽快静脉输注抗生素,应立即转入重症监护室。这是危重患者的 NEWS2 评分正常的一个病例(这例患者进入重症监护室,进行了通气,第二天早晨出现多器官功能衰竭)。

5.该患者患有脓毒症。启动脓毒症 6。像病例 1 一样送检血液,采集尿液样本进行培养,并使用广谱静脉输注抗生素。应使用滴定液体治疗低血压和低灌注。采集静脉血气,以便测量乳酸水平。患者应该受到密切监视。如果在初次液体治疗后仍持续存在低血压或代谢性酸中毒,应将其转入重症监护室。

6.该患者患有脓毒症。但年轻的患者如果保持警觉,从床尾看可能是"良好",没有经验的医生可能会忽略他们病情危重的事实。该患者的 qSOFA 评分为 2 分,可以预测器官功能障碍、入住 ICU 的需求及住院死亡率。启动脓毒症 6。应优先建立静脉通路、血液检验和培养,以及广谱静脉输注抗生素。在这种情况下,还应考虑坏死性筋膜炎和骨筋膜室综合征,这可能会导致横纹肌溶解。坏死性筋膜炎的可能性预测可使用坏死性筋膜炎实验室风险指标评分进行评估。评分≥6 分可能是坏死性筋膜炎,尽管低于这一评分也不能将其排除。如果任何患者可能出现坏死性筋膜炎(症状为"有毒"的患者,病情发展迅速,疼痛严重,有时感染部位出现裂缝,通常看起来像蜂窝织炎),则应进行紧急手术会诊。

7.该患者处于免疫抑制状态。她可能患有感染性关节炎引起的脓毒症,可能发展为急性肺损伤(非心源性肺水肿)。她的 qSOFA 评分为 2 分。这个病例也说明了免疫抑制患者不一定会发热。启动脓毒症 6:氧气疗法,建立静脉通路和送检血样(包括进一步的培养),并进行液体试验。应给予恰当的广谱静脉输注抗生素,并进行密切监测。应将她转入重症监护室。推荐进行动脉血气分析和再次胸部 X 线检查,以评估氧合、通气和灌注(ABC)。

8.该患者可能没有患脓毒症。如第 1 章所述,本病例说明了虚弱老年患者患有急性疾病而出现的正常生理性失代偿。她确实患有社区获得性肺炎。她可能患有活动减退的谵妄。她可能因脱水、感染、既往肾病和肾毒性药物而出现急性肾损伤。她是因感染而患病,但这与脓毒症不同,脓毒症是宿主对感染的反应失调。

9.该患者可能没有患脓毒症。这个病例说明了脓毒症筛查工具存在的问题,这些工具要求临床医生"考虑脓毒症",然后用于诊断脓毒症。经验丰富的医生进行临床评估,可能会发现患者对感染的正常反应,这个病例为扁桃体炎。体温过高可能会引起心动过速并增加呼吸频率。患有扁桃体炎的患者会感觉不适。如果没有扁桃体周围脓肿的迹象,患者可以吞咽,别的不需要关注。这种情况通常的治疗是口服抗生素和退热药,如果症状没有改善,建议立即就医。

10.该患者可能患有脓毒症。你需要关注的高风险特征:收缩压≤90mmHg 和新出现的意识混乱。她的丈夫告诉你他很担心。这是个明显患病的例子,但病因不是很明显。患者没有发热。低血压和心动过速可能是由于出血或贫血,以及脓毒症引起。患者已患病,如果你有疑问,启动脓毒症 6,寻求高级医生帮助,并收集更多信息。该患者患有肺炎,在重症监护室可死于多器官功能衰竭。

(王博文 邹华 周鹏 译)

参考文献

1 World Health Organization. Resolution WHA70.7: Improving the prevention, diagnosis and clinical management of sepsis. WHO, 2017. https://www.who.int/news-room/fact-sheets/detail/sepsis (Accessed January 2020).

2 Iwashyna TJ, Ely EW, Smith DM, Langa KM. Long-term cognitive impairment and functional disability among survivors of severe sepsis. *JAMA* 2010; 304: 1787–1794.

3 Yende S, Austin S, Rhodes A, Finfer S, Opal S, Thompson T. Long-term quality of life among survivors of severe sepsis. *Crit Care Med* 2016; 44: 1461–1467.

4 Bone RC, Balk RA, Cerra FB et al. Definitions for sepsis and organ failure and guidelines for the use of innovative therapies in sepsis. *Chest* 1992; 101: 1644–1655.

5 Levy MM, Fink MP, Marshall JC et al. 2001 SCCM/ESICM/ACCP/ATS/SIS international sepsis definitions conference. *Intensive Care Med* 2003; 29: 530–538.

6 Singer M, Deutschman CS, Seymour CW et al. The third international consensus definitions for sepsis and septic shock (sepsis-3). *JAMA* 2016; 315(8): 801–810.

7 Vincent JL, Moreno R, Takala J et al. Working group on sepsis-related problems of the European Society of Intensive Care Medicine. The SOFA (Sepsis-related Organ Failure Assessment) score to describe organ dysfunction/failure. *Intensive Care Med* 1996; 22(7):

707–710.

8 McCulloh RM, Opal SM. Sepsis management: importance of the pathogen. In: Wiersinga WJ, Seymour CW (Eds). Handbook of Sepsis. Cham, Springer International Publishing, 2018: 159–184.

9 Evans T. Diagnosis and management of sepsis. *Clin Med* 2018; 18: 146–149.

10 Rittirsch D, Flierl MA, Ward PA. Harmful molecular mechanisms in sepsis. *Nat Rev Immunol* 2008; 8: 776–787.

11 Delano MJ, Ward PA. Sepsis-induced immune dysfunction: can immune therapy reduce mortality? *J Clin Invest* 2016; 126: 23–31.

12 Koch RM, Kox M, de Jonge MI, van der Hoven JG, Ferwerda G, Pickers P. Patterns in bacterial and viral-induced immunosuppression and secondary infections in the ICU. *Shock* 2017; 47: 5–12.

13 Rhodes A, Evans LE, Alhazzani W et al. Surviving sepsis campaign: international guidelines for management of sepsis and septic shock. *Crit Care Med* 2017; 45(3): 486–552.

14 UK Sepsis Trust. Screening and action tool for adults and children and young people 12 years and over (hospital inpatients), 2020. https://sepsistrust.org/professional-resources/clinical/ (Accessed January 2020).

15 National Institute for Health and Care Excellence. Sepsis: recognition, diagnosis and early management. NICE, 2016. https://www.nice.org.uk/guidance/ng51 (Accessed January 2020).

16 Singer M, Inada-Kim M, Shankar-Hari M. Sepsis hysteria: excess hype and unrealistic expectations. *Lancet* [correspondence] 2019; 394(10208): 1513–1514.

17 Kopczynnska M, Sharif B, Cleaver S et al. Sepsis-related deaths in the at-risk population on the wards: attributable fraction of mortality in a large point-prevalence study. *BMC Res Notes* 2018; 11: 720.

18 American Academy of Emergency Medicine clinical practice statement. The use of qSOFA in the Emergency Department. AAEM, 2019. www.aaem.org/resources/statements/clinical-practice (Accessed January 2020).

19 Chu DK, Kim LHY, Young PJ et al. Mortality and morbidity in acutely ill adults treated with liberal versus conservative oxygen therapy (IOTA): a systemic review and meta-analysis. *Lancet* 2018; 391(10131): 1693–1705.

20 Smith I, Kumar P, Molloy S et al. Base excess and lactate as prognostic indicators for patients admitted to intensive care. *Intensive Care Med* 2001; 27: 74–83.

21 Casserly B, Phillips GS, Schorr C et al. Lactate measurements in sepsis-induced tissue hypoperfusion: results from the surviving sepsis campaign database. *Crit Care Med* 2015; 43: 567–573.

22 Garcia-Alvarez M, Marik P, Bellomo R. Sepsis-associated hyperlactatemia. *Crit Care* 2014; 18: 503 https://doi.org/10.1186/s13054-014-0503-3 (Accessed January 2020).

23 Lee A, Mirrett S, Reller LB et al. Detection of bloodstream infections in adults: how many blood cultures are needed? *J Clin Microbiol* 2007; 45: 3546–3548.

24 Vincent J, Rello J, Marshall J et al. International study of the prevalence and outcomes of infection in intensive care units. *JAMA* 2009; 302(21): 2323–2329.

25 Kumar A, Roberts D, Wood KE, Light B, Parrillo JE, Sharma S. Duration of hypotension before initiation of effective antimicrobial therapy is the critical determinant of survival in human septic shock. *Crit Care Med* 2006; 34: 1589–1596.

26 Sterling SA, Miller WR, Jones AE. The impact of timings of antibiotics in severe sepsis and septic shock: a systematic review and meta-analysis. *Crit Care Med* 2015; 43(9): 1907–1915.

27 Alam N, Oskam E, Stassen PM et al. Prehospital antibiotics in the ambulance for sepsis: a multicentre open label randomised trial. *Lancet Respir Med* 2018; 6(1): 40–50.

28 IDSA Sepsis Task Force. Infectious Diseases Society of America (IDSA) position statement: why the ISDA did not endorse the surviving sepsis campaign guidelines. *Clin Infect Dis* 2018; 66(10): 1631–1635.

29 Boyd JH, Forbes J, Nakada T, Walley KR, Russell JA. Fluid resuscitation in septic shock: a positive fluid balance and elevated central venous pressure are associated with increased mortality. *Crit Care Med* 2011; 39(2): 259–265.

30 Yunos NM, Bellomo R, Hegarty C, Story D, Ho L, Bailey M. Association between a chloride-liberal vs chloride-restrictive intravenous fluid administration strategy and kidney injury in critically ill adults. *JAMA* 2012; 308: 1566–1572.

31 Semler MW, Self WH, Wanderer JP et al. Balanced crystalloids versus saline in critically ill adults. *N Engl J Med* 2018; 378: 829–839.

32 Kelm DJ, Perrin JT, Cartin-Ceba R et al. Fluid overload in patients with severe sepsis and septic shock treated with early goal-directed therapy is associated with increased acute need for fluid-related medical interventions and hospital death. *Shock* 2015; 43: 68–73.

33 Beck V, Chateau D, Bryson GL et al. Timing of vasopressor initiation and mortality in septic shock: a cohort study. *Crit Care* 2014; 18(3): R97.

34 Russell JA, Walley KR, Singer J et al. Vasopressin versus norepinephrine infusion in patients with septic shock. *N Engl J Med* 2008; 358: 877–888.

35 Gordon AC, Mason AJ, Thirunavukkarasu N et al. Effect of early vasopressin vs norepinephrine on kidney failure in patients with septic shock: the VANISH randomized clinical trial. *JAMA* 2016; 316: 509–5187.

36 Holmes CL, Walley KR. Bad medicine: low dose dopamine in the ICU. *Chest* 2003; 123(4): 1226–1275.

37 Zanotti-Cavazzoni SL, Hollenberg SM. Cardiac dysfunction in severe sepsis and septic shock. *Curr Opin Crit Care* 2009; 15: 392–397.

38 Rochwerg B, Oczkowski SJ, Siemieniuk RUC et al. Corticosteroids in sepsis: an updated systemic review and meta-analysis. *Crit Care Med* 2018; 46: 1411–1420.

39 Bagshaw SM, Uchino S, Bellomo R, et al. Septic acute kidney injury in critically ill patients: clinical characteristics and outcomes. *Clin J Am Soc Nephrol* 2007; 2: 431–439.

40 Bentzer P, Griesdale DE, Boyd J et al. Will this haemodynamically unstable patient respond to a bolus of intravenous fluids? *JAMA* 2016; 316(12): 1298–1309.

41 Wong CH, Khin LW, Heng KS et al. The LRINEC (Laboratory Risk Indicator for Necrotising Fasciitis) score: a tool for distinguishing necrotising fasciitis from other soft tissue infections. *Crit Care Med*; 2004: 32(7): 1535–1541.

第 **7** 章
急性肾损伤

学习完本章,你可以掌握以下内容:

- AKI 的定义。
- 理解 AKI 是一种复杂的临床综合征。
- 了解影响肾灌注的因素。
- 认识到预防 AKI 的重要性。
- 使用简单的检查表治疗大多数 AKI 病例。
- 了解肾脏替代疗法的适应证。
- 应用到临床实践。

AKI 是常见的。至少在 20% 急症入院的患者和 50% 或以上的专科病房(如监护病房和心脏外科病房)收治的患者中可以见到[1]。AKI 传统上被认为是一种单一的疾病,根据肾脏的解剖结构(即肾前、肾和肾后)进行分类。我们现在了解到这是一种复杂的临床综合征,涉及多种不同的疾病,它们之间通常会重叠。这些疾病包括肝肾综合征[2]、心肾综合征[3]、脓毒症[4]和肾毒性药物的使用[5]。每种疾病似乎都有自己独特的病理生理学和治疗方法。因此,AKI 的诊断及其管理面临的挑战是认识到这些情况通常是重叠和共存的(图 7.1)。由于 AKI 通常是由其他疾病导致的结果,它可以被认为是疾病严重程度的标志,以及短期和长期预后的预测因子。

定义

AKI 的国际共识标准首先由急性透析质量倡议会议(ADQI)提出,随后由 AKI Network 修改,最后由肾脏疾病改善全球结果(KDIGO)提出。AKI 被定义为以下任何一项:

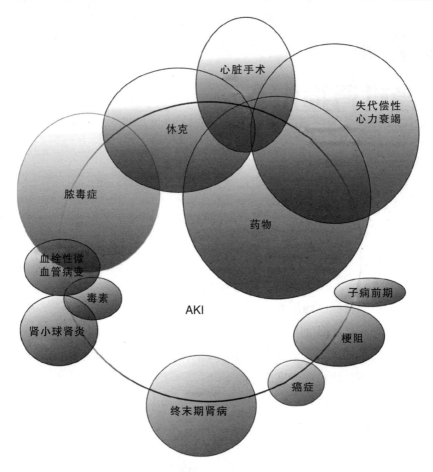

图 7.1　重叠 AKI 的临床表现。

- 48 小时内血清肌酐升高≥0.3mg/dL（≥26.5μmol/L）。
- 已知或推测在过去 7 天内,血清肌酐升高至基线的 1.5 倍。
- 持续 6 小时尿量≤0.5mL/（kg·h）。

AKI 根据其严重程度进行分期,如表 7.1 所示。慢性肾脏疾病(CKD)被定义为至少 3 个月的肾脏结构或功能异常,并对健康造成影响(表 7.2)。"急性肾脏紊乱"是指持续 7 天至 3 个月的异常,可能是 AKI 或 CKD。

单次的肌酐测量对于判定一个人是否患有 AKI 或 CKD 没有帮助。肌酐是一种来自肌肉的含氮废物。老年人的肌肉质量较少,肌酐水平可能"正常",而肾功能受损。同样,运动员可能肌酐水平"高",而肾功能正常。因此,许多国家的实验室常规报道肾小球滤过率估计(eGFR)和肌酐水平测量值。eGFR 是基于肌酐、年龄、性

表 7.1 AKI 分期(2012 年的 KDIGO 定义)

分期	肌酐	尿量
1	基线的 1.5~1.9 倍 或增加 ≥0.3mg/dL(25μmol/L)	6~12 小时 <0.5mg/(kg·h)
2	基线的 2.0~2.9 倍	12 小时 <0.5mg/(kg·h)
3	基线的 3.0 倍 或增加 ≥4.0mg/dL(353.6μmol/L) 或开始肾脏替代疗法	12 小时 <0.3mg/(kg·h) ≥12 小时无尿

表 7.2 CKD 的定义

以下任何一种情况>3 个月,对健康造成影响:	
肾损伤标志物(一种或多种)	蛋白尿(白蛋白与肌酐比值≥30mg/g) 尿沉渣异常 由肾小管紊乱引起的电解质和其他异常 组织学发现的异常 影像学发现的结构异常 肾移植
eGFR 降低	<60mL/(min·1.73m²)

Source:Modified from KDIGO Clinical Practice Guideline for Acute Kidney Injury.Notice. Kidney Int2012;2:1-141.

别和种族的肌酐清除率。然而,在开药时应使用正式的肌酐清除率计算,因为一些药物应小剂量给予肾功能下降的患者。肌酐清除率可以用以下公式计算:

$$肌酐清除率=\frac{(140-年龄)×体重(kg)}{肌酐(μmol/L)}×1.2(男性)$$

基础肾脏生理

体重 70kg 男性的肾血流量约为 1200mL/min,占心输出量的 20%~25%,使得肾脏成为体内灌注最高的器官。各种因素可以影响肾血流量(图 7.2)。一般的健康人,平均动脉压(MAP)为 70~130mmHg,并存在肾血流量的自动调节。这是一种重要的稳态机制,旨在保护肾脏免受损伤,并使其保持一个相对恒定的 GFR,以清除机体的代谢产物。肾脏能维持相对恒定的血流量、GFR 和肾小球毛细血管

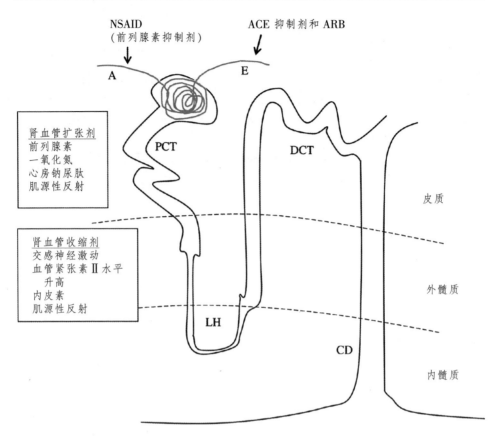

图 7.2 影响肾血流量的因素。A,入球小动脉;ACE,血管紧张素转换酶;ARB,血管紧张素受体阻滞剂;CD,集尿管;DCT,远曲小管;E,出球小动脉;LH,髓袢降支细段和粗段及升支;NSAID,非甾体抗炎药;PCT,近曲小管。在实际或有效的循环容量降低时,血管紧张性前列腺素增加肾血流量和肾小球滤过率,导致更大的肾小管流量和钾的分泌。在血压降低或交感神经的激动下,肾脏也会产生肾素,从而产生血管紧张素Ⅱ,并导致血管收缩和血压升高。在服用 ACE 抑制剂和 NSAID 的患者中,如果出现任何导致低血容量和低血压的情况,这些旨在增加肾血流量的生理机制被阻断,导致肾损伤。

压力是由入球小动脉的肌源性反应与肾小管、肾小球协同反馈到达远曲小管氯化钠浓度的变化来介导的。当 MAP 在 70mmHg 以下时,肾血流量和 GFR 急剧下降(图 7.3)。高血压、糖尿病和其他慢性肾脏疾病患者的自动调节功能受损,这也是这些人在急性疾病时更容易患上 AKI 的原因。

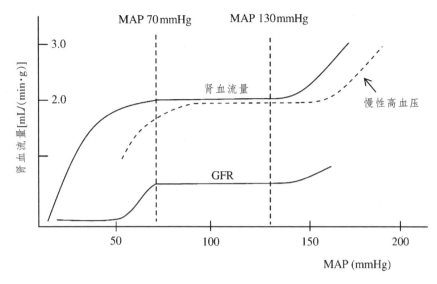

图 7.3 肾血流量的自动调节。高血压时血管阻力的增加,尤其是肾循环。这也有全身的内皮功能障碍,肾小球前小动脉壁肥大,血管舒张反应减弱。自动调节是向右移动的,而移动的幅度取决于高血压的程度和持续时间。

AKI 的病理生理

AKI 的病理生理因其相关的大量条件而变化,仍有很多我们没有理解。大多数入院的 AKI 病例是由于肾灌注不足、脓毒症和心肾综合征,通常与肾毒性药物联合使用。大多数医院获得性 AKI 的病例是多因素的,如因大手术入院的患者。"肾"引起的 AKI(如快速进行性肾盂肾炎)并不常见,但非常重要,不能忽视。

肾灌注不足

肾灌注不足(例如,由低血容量、低血压,或其他原因导致的血流量减少)激活肾脏内的保护性生理机制,以维持 GFR。如果低灌注持续或反应不恰当,GFR 最初会下降,没有任何结构损伤。如果肾灌注不能在几个小时内恢复,那么就会发生缺血性坏死及内皮损伤,炎症介质的激活和进一步的肾脏损伤。

脓毒症相关 AKI

如第 5 章所述,脓毒症有大血管和微血管功能障碍、免疫功能障碍和细胞反应异常。脓毒症导致循环炎症细胞因子和白细胞活性的增加,从而导致其形成毛细血管微血栓和肾内灌注的重新分配。这将导致肾脏炎症、水肿、毛细血管血流量减少、氧气输送减少和静脉输出压力增加。活性氧或一氧化氮的产生而导致的失衡也会使内皮损伤、血管通透性增加和间质水肿恶化[9]。

心肾综合征

　　心肾综合征用来描述涉及心脏和肾脏的一系列紊乱,其中一个器官的急性或慢性功能障碍可导致另一个器官的急性或慢性功能障碍。它是由于衰竭的心脏和肾脏反应之间的"血流动力学相互影响",反之亦然,和神经体液标志物和炎症介质的改变一样。这种被称为 1 型心肾综合征的情况反映了心脏功能突然恶化(如急性或失代偿性充血性心力衰竭),并可因心输出量低、肾静脉充血或两者兼有而发生[10]。肾脏和心功能障碍影响肾脏的灌注压,并且代偿机制可能不足以维持足够的肾血流量。炎症、神经体液激活加上药物的作用,以及之前已有的 CKD 也会导致该综合征的发展[11]。一种常见的情况是,当失代偿性充血性心力衰竭患者因肾功能恶化入院时,他们的"肾毒性"药物被停用,甚至可能给他们输液。我们现在知道这是有害的,这个话题将在迷你教程中进一步探讨。

迷你教程:AKI 中失代偿性心力衰竭的治疗

　　心肾综合征是心力衰竭引起肾功能障碍或肾功能障碍可引起心力衰竭的一系列紊乱[10]。当患者首次发病时,很难确定该综合征最初起源于哪个器官。然而,急性照护环境中常见的情况是,失代偿性心力衰竭接受治疗的患者会发生 AKI。

　　肾功能受损在充血性心力衰竭患者中很常见,并与不良的预后相关。在治疗心力衰竭的药物中,如 ACE 抑制剂和 ARB,可改善患者的长期预后。英国国家卫生与临床优化研究所(NICE)指南推荐[12],使用 ACE 抑制剂或 ARB 后,eGFR 下降达到 25%或肌酐水平上升到 30%是可以接受的。高钾血症可能是减少药物或停止药物治疗的原因。

　　患者的主要问题是心力衰竭合并出现水肿和 AKI 恶化时,需要更多的利尿剂。为了减少前负荷和优化心输出量,肾脏被"生物化学牺牲"。关于心力衰竭与药物治疗相关的肾功能变化的指导意见可以总结如下[13]:

　　• 如果患者是"干的",则应暂时保留或停用利尿剂。

　　• 液体潴留的患者,需要使用更大剂量的利尿剂,而肾功能下降并不是减少利尿剂剂量的指征。如果患者仍然超负荷,还需要更多的利尿剂。

　　• 判断患者是否液体潴留或低血容量的唯一方法是进行临床检查。

　　在失代偿性充血性心力衰竭合并 AKI 的患者中,利尿剂应选择髓袢利尿剂。然而,它们依赖于足够的 GFR 来发挥其作用。因此,AKI 越差,所需要髓袢利尿剂的剂量就越大。如果患者因失代偿性心力衰竭导致液体超负荷入院,一个有用的经验法则是找出之前维持体液平衡的通常每日总剂量,然后将其增加25%~50%。例如,如果常规的维持剂量时呋塞米80mg,每日 2 次,则该药剂量可增加到 240mg,每日 1 次进行静脉注射。一旦利尿被激活,并有明显的体重减轻,药物可以分为每日 2 次的口服方案作为维持。

肾毒性药物

药物诱导 AKI 的检测很重要,因为违规药物可以停用或替代成没有或肾毒性小的药物。肾毒性药物与大约 1/5 的 AKI 重症患者有关[14]。框 7.1 列出了导致AKI 的常见药物。肾毒性药物对肾脏的影响是不同的。抗生素和内源性毒素(如肌红蛋白、尿酸)经过过滤和浓缩,可达到毒性水平,对肾小管细胞有直接的细胞毒性作用,从而影响肾内血流或引起代谢物或晶体的沉积[15]。当发生急性间质性肾炎时,药物或感染因子也可以激活遗传易感患者的免疫反应,导致间质炎症细胞浸润,进而刺激细胞因子的产生,最终(如果没有中断的话)导致间质纤维化和CKD[16]。

碘放射性对比剂是引起 AKI 的重要原因。对比剂对肾小管柱状上皮细胞有直接毒性,但也有内皮素、一氧化氮和前列腺素介导的血管舒缩变化。肾外髓质具有相对较低的氧分压,在代谢需求较高的情况下,特别容易受到血流动力学的影响。既往有肾脏疾病、肾功能较差的患者,以及接受较高剂量对比剂的患者风险最

框 7.1　常见的肾毒性药物

- 阿昔洛韦。
- 氨基糖苷类。
- 两性霉素。
- ACE 抑制剂。
- 血管紧张素受体阻滞剂。
- 抗生素(如氟氯西林)。
- 环孢素。
- 顺铂。
- 甲氨蝶呤。
- 非甾体抗炎药。
- 放射对比剂。
- 磺胺类药。
- 他克莫司。

大。对比剂相关的 AKI 与死亡率增加相关,但目前尚不清楚它是中介还是仅是不良预后的标志,因为目前没有足够有力的试验表明预防对比剂相关的 AKI 可以降低死亡率[17]。用于定义急性肾损伤的血清肌酐水平的升高在接受过手术使用对比剂的患者中很常见,但一般的住院患者也是如此。然而,一项对 CKD 的选择性冠状动脉造影患者的研究发现[18],由于对比剂(即肌酐>基线的 50%,或需要透析)导致的严重急性肾损伤的发生率非常低,为 1.2%,接受 CT 扫描的患者为 0.3%。在术前和术后数小时静脉输注 0.9% 的氯化钠(例如,速度为 125mL/h)可能预防对比剂相关的 AKI(尽管充血性心力衰竭患者可能需要谨慎)。没有证据表明口服 N–乙酰半胱氨酸具有保护作用。底线:如果你的患者因为一种严重的(甚至可能危及生命)急性疾病而需要紧急干预,在进行干预时可向患者解释其风险和益处。停止使用肾毒性药物,静脉输注 0.9% 的氯化钠,可能的话使用最低剂量的对比剂,并且术后应密切监测肾功能。

肝肾综合征

肝肾综合征是在神经体液改变方面研究最广泛的 AKI 形式。在该综合征中,由于肾素–血管紧张素–醛固酮的激活,导致强烈的肾血管收缩,并伴有内脏血管舒张导致的全身血压降低。其损害了肾血流量。失代偿性肝病和张力性腹水患者腹内压的增加也可以导致肾灌注减少。这就是为什么该综合征的治疗包括暂停肾毒性药物、液体复苏和纠正低血压、特利升压素(见第 5 章)和张力性腹水引流。

大手术的 AKI

AKI 在接受大手术的患者中很常见,并与不良的短期和长期预后相关。手术是医院获得性 AKI 的主要原因,一般住院患者的发病率为 5%~7.5%,危重患者为 50%~60%。风险最大的是那些患有高血压、糖尿病或 CKD 的老年患者。心脏手术后 AKI 的发生率最高。在进行大手术时,体液丢失(如失血、不显性失水和体液外渗到第三间隙)和麻醉药物的作用(如外周血管舒张、心肌抑制)被认为是 AKI 的主要原因[20]。

梗阻

肾外(如前列腺肥大)或肾内(如结石)梗阻导致肾小管内压力增加,发生血流受损和炎症,可导致 AKI,其取决于以前的肾功能和梗阻的严重程度。

预防 AKI

第一个也是最重要的原则是,在 AKI 所有的潜在原因或诱发因素发生之前,先预测和减轻它们。第二个原则是确保在 AKI 发生后避免进一步的损伤[21]。应纠正血管内容量的消耗。应保证平均动脉压,以维持肾脏灌注,从而尽量减少进一步的损害。应停用肾毒性药物。血容量状态的评估可以通过体格检查来监测(见第 5 章)。动态试验,如对液体试验的反应和被动抬腿,可以提供额外的信息。

危重患者,可能需要有创血流动力学监测和血管升压药来增加平均动脉压。羟乙基淀粉的使用已被证实会导致 AKI 发病率的增加,特别是脓毒症患者[22]。与更加平衡的溶液相比,如 Hartmann 溶液,使用 0.9% 的氯化钠已被证实会增加复合性死亡、透析和持续性肾功能不全的风险[23]。

理论上,髓袢利尿剂可以通过减少转运相关的负荷来保护髓袢免于缺血。然而,没有双盲随机对照试验的结果表明这些药物可以降低 AKI 的发生率[24]。虽然没有特定的药物的干预被证明是有益的,但避免使用肾毒性药物可能会缩短 AKI 的病程。对于那些对比剂相关 AKI 风险的患者(即介入心脏病和肿瘤患者),静脉输注 N-乙酰半胱氨酸或碳酸氢钠除了单独水化治疗外,不能提供额外的益处[25]。

AKI 患者的评估

确定什么导致了 AKI,以及肾功能损害是由 AKI、CKD 还是 CKD 背景下的 AKI 引起时,患者的病史通常会给出答案。大多数因 AKI 住院的患者,有急性和可识别的原因:低血容量(如腹泻和呕吐)、脓毒症、失代偿性心力衰竭,通常与肾毒性药物联合使用。由于前列腺肿大、癌症、血尿或结石引起的尿潴留通常也可以通过病史、体格检查和床边膀胱扫描来诊断(但请记住,基础的膀胱扫描仪在患者存在腹水时无法检测到尿量)。

在某些情况下,AKI 是由肾脏内在疾病引起的。其中血管炎、肾小球肾炎和间质性肾炎是最常见的。提示这些诊断其中之一的临床特征是从非特异性症状(如不适、尿液较深/较少)到指向肾脏疾病的症状(如水肿、蛋白尿、显微镜下血尿和高血压),再到典型综合征的全身性表现(如过敏性紫癜、硬皮病)。这也可能与开始服用已知会引起间质性肾炎的药物有关。当没有明确的"肾前"原因或梗阻时,重要的是床边尿液检查以寻找蛋白尿和(或)显微镜下血尿和尿显微镜检查。尿显微镜检查可提示肾小球病变,如红细胞碎片、红细胞管型、白细胞管型或颗粒管型。尿显微镜评分(根据管状细胞的量化与管型)与 AKI 恶化、需要肾脏替代治疗和住院死亡率相关[26]。

　　肾脏疾病通常是一种无症状的疾病,因此,在过去 3 个月内肾功能下降,无论是否有尿量发生变化时,也可以诊断为 AKI。一些患者出现未知的肾功能持续异常,其挑战是确定这是 AKI 还是首次出现的 CKD 或两者兼有(CKD 合并 AKI)。在这些情况下,病史(如存在危险因素)是否存在蛋白尿,超声下肾脏的大小(CKD时小)和 CKD 存在的特征(如正常细胞性贫血、高磷酸盐血症和高甲状旁腺激素水平高)可以有助于区分 AKI 和 CKD。

AKI 的管理

　　早期的干预可以挽救肾脏。一般来说,AKI 的管理包括 6 个简单的步骤:
- 首先治疗高钾血症(框 7.2)。
- 纠正容量缺失。
- 治疗低灌注。

框 7.2　高钾血症的治疗

高钾血症定义为:
- 轻度 5.5~5.9mmol/L(meq/L)。
- 中度 6.0~6.4mmol/L(meq/L)。
- 重度>6.5mmol/L(meq/L)。

重度高钾血症的治疗原则:
- 保护心脏。
- 使钾离子转移至细胞内(这只是暂时的)。
- 清除体内的钾。
- 预防复发。

上述通过以下完成:
- 静脉输注钙。
- 静脉输注胰岛素和葡萄糖。
- 可以使用沙丁胺醇雾化,但对高达 40%终末期肾脏疾病的患者无效,沙丁胺醇雾化的降钾作用在 30 分钟内起效,持续时间最长 2 小时。当给予 10~20mg 沙丁胺醇雾化时,血清钾水平可能会下降 0.5~1.0mmol/L[27]。
- 停止服用可能导致高钾血症的药物,给予低钾饮食,治疗 AKI。

患者应经常进行血糖监测和钾浓度检测。

- 排除梗阻。
- 停止使用肾毒性药物。
- 治疗根本原因。

需要记住，假性高钾血症最常见的原因是由体外溶血引起的，而溶血的存在通常是由实验室报告的。在真正的高钾血症中，血清钾的绝对值和变化率都是心电图改变的危险因素，一些易感个体在较低水平的高钾血症下可能发生心律失常。高钾血症的心电图改变包括 T 波呈"帐篷状"（高）、PR 间期延长，然后 P 波消失、QRS 波群增宽和心律失常。

在已确诊 AKI 的危重患者中，通常存在液体超负荷，维持营养和使用关键药物通常需要每天至少 1500mL 的液体。在这种情况下，早期肾脏替代疗法是最好的治疗，因为液体超负荷已被认为是 AKI 患者死亡率增加的主要因素[28]。

迷你教程：静脉输注碳酸氢钠在 AKI 中的应用

目前，英国的 AKI 管理指南[29]推荐静脉输注碳酸氢钠治疗严重代谢性酸中毒(pH 值<7.2)。急性酸中毒会导致心肌抑制和细胞功能障碍，所以在理论上纠正酸中毒可能是有益的。然而，这并非没有争议（第 3 章的"迷你教程"），少数研究显示在重症监护人群中，碳酸氢钠对 AKI 有益。第一个涉及 389 例 pH 值<7.2 患者的随机试验，他们接受静脉输注碳酸氢钠，并将 pH 值水平提高到至少 7.3。28 天整体死亡率没有差异，但在 AKI 患者亚群中，存在生存益处，他们需要更少的血管升压药和肾脏替代治疗[30]。第二个涉及脓毒症患者的随机试验，报道了类似的结果[31]。非危重患者和非严重性酸中毒使用碳酸氢钠的情况尚不清楚。

口服碳酸氢钠有时用于严重慢性肾脏疾病的患者。在正常健康人中，肾脏是维持酸碱平衡的组成部分，当 GFR 下降低于 $30mL/(min \cdot 1.73m^2)$ 时，肾脏执行这一功能的能力会下降。在急性并发疾病时，碳酸氢钠的剂量可以增加，并在必要时进行静脉输注。碳酸氢钠可导致更多的液体潴留，这对心力衰竭或高血压患者很重要。

肾脏替代疗法

一些严重 AKI 患者，需要肾脏替代疗法。在发生 AKI 时并需要肾脏替代疗法的适应证包括：

- 少尿/无尿。
- 顽固的高钾血症。
- 液体超负荷。
- 严重代谢性酸中毒(pH 值<7.2)。

• 尿毒症(尿素>30mmol/L 或 BUN>83mg/dL),包括其的并发症(如脑病、心包炎和抽搐)。

有 3 种可用的肾脏替代疗法:连续性、间歇性(间歇性血液透析或缓慢的低效率透析)和腹膜透析。连续肾脏替代疗法可包括单独滤过(如持续静脉–静脉血液滤过)或单独扩散(如持续脉–静脉血液透析)或两者同时(持续静脉–静脉血液透析过滤)。腹膜透析由于清除限制和消除体液困难,很少用于 AKI;然而,它经常被用于已确诊肾脏疾病的患者能够安全地进行肾脏替代疗法的初期。

来自多项小型和中型试验的证据表明,间歇性和持续性肾脏替代疗法患者的预后差异不大[32]。随着肾脏替代疗法强度的增加,患者的生存率或从 AKI 恢复的时间也几乎没有差异[33]。

AKI 预后

大约 2/3 的 AKI 病例在 7 天内痊愈[34]。当 AKI 不能痊愈时,可以预测到更糟糕的临床结果。2~3 期的 AKI 患者在 7 天内痊愈并存活,出院时没有发生肾功能不全,1 年生存率超过 90%。相比之下,AKI 未痊愈患者的住院死亡率为 47%,而那些存出院的患者,1 年生存率为 77%[34]。从长远来看,一些研究已经证明了 AKI 和随后发展的 CKD 之间存在联系[35]。并非所有的 AKI 发作都会导致死亡或 CKD,但有进展危险因素(如糖尿病、高血压和心力衰竭)的患者应进行长期随访。

关键点:AKI

• AKI 是常见的,当肾功能急性下降时可诊断,不论尿量是否发生变化。

• AKI 是一种复杂的临床综合征,涉及几种不同的、经常重叠的疾病。

• 肾血流量在 MAP 为 70~130mmHg 是自动调节的,在高血压、糖尿病和其他慢性肾脏疾病患者会下降。

• AKI 可以预防。

• 一个简单的核查表可以用于治疗大多数 AKI 病例,但治疗 AKI 中的失代偿心力衰竭和其他一些情况可能会有所不同。

• 2/3 的 AKI 病例在 7 天内痊愈,但部分患者需要肾脏替代疗法和对有进展为 CKD 危险因素的患者应进行长期随访。

• 未治愈的 AKI 预后较差。

自我评估：病例

1.一例 31 岁的男性患者，在他公寓的地板上被发现后送往医院。他在前一天晚上静脉输注了海洛因。他的生命体征：昏睡，血压为 93/61mmHg，脉搏为 108 次/分，体温为 35℃，呼吸频率为 8 次/分，不吸氧时的 SpO_2 为 95%。他的血检验结果显示全血计数正常，钠为 131mmol/L，钾为 6.5mmol/L，尿素为 30mmol/L（尿素氮 83mg/dL），肌酐为 600μmol/L（7.2mg/dL），钙为 1.9mmol/L（7.6mg/dL）。他看起来脱水。你该如何管理？

2.一例 82 岁的男性患者，因"全身恶化"入院，没有进食或水。他通常接受心力衰竭的治疗，并正在服用以下药物：雷米普利每日 10mg，呋塞米每日 80mg，别嘌呤醇每日 300mg。他在 1 周前因肺部感染使用阿莫西林治疗，并服用布洛芬治疗胸膜炎性胸痛。他的生命体征：昏睡，血压为 90/60mmHg，脉搏为 90 次/分，体温为 37℃，呼吸频率为 20 次/分，不吸氧时的 SpO_2 为 95%。他的血检验结果显示：钠为 133mmol/L，钾为 5.1mmol/L，尿素为 29mmol/L（尿素氮 80mg/dL），肌酐为 483μmol/L（5.7mg/dL）。他上一次的血检验结果是 2 个月前，显示尿素为 7mmol/L（BUN 为 19.5mg/dL）和肌酐 120μmol/L（1.44mg/dL），eGFR 为 53.4mL/min/1.73m^2。当时，他的血压为 140/80mmHg。他在体格检查时，没有液体超负荷的迹象，肺清晰。他的腋窝是干的。你该如何管理？

3.一名 34 岁的女性患者，因呼吸困难 1 周入院。她的胸部 X 线片显示双侧斑片状阴影，自述咯少量血液，但没有痰。她的生命体征：警觉，血压为 181/85mmHg，脉搏为 81 次/分，体温为 37.5℃，呼吸频率为 20 次/分，不吸氧时的 SpO_2 为 94%。患者没有呕吐或腹泻史，体格检查时血容量正常。她的血检验结果显示全血计数正常，钠为 135mmol/L，钾为 4.2mmol/L，尿素为 33mmol/L（BUN 为 91.6mg/dL），肌酐为 451μmol/L（5.41mg/dL）。你该如何管理？

4.要求你去外科病房看一例 55 岁的男性患者。他正在接受上行性胆管炎的治疗，今天内镜逆行胰胆管造影取胆总管结石失败。他服用的药物有 β 受体阻滞剂、钙通道阻滞剂和治疗心绞痛的硝酸盐。他没有既往病史。他的生命体征：警觉，血压为 87/62mmHg，脉搏为 85 次/分，呼吸频率为 28 次/分，体温为 38.1℃，不吸氧时的 SpO_2 为 95%。他的手脚都很温暖。他 15 年前左肾切除留有瘢痕。他因感染服用了庆大霉素。护士提醒你，他的尿量在过去的 3 个小时内是 10mL/h。你该如何管理？

5.一名 63 岁女性患者因腹泻和呕吐 4 天入院。她通常服用双氟甲硫嗪和雷米普利治疗高血压。入院时,她的生命体征是:警觉,血压为 94/67mmHg,脉搏为 108 次/分,体温为 37.7℃,呼吸频率为 22 次/分,不吸氧时的 SpO$_2$ 为 98%。她说在过去 24 小时内排尿减少。她的血检验结果显示:钠为 145mmol/L,钾为 4.0mmol/L,尿素为 25mmol/L(BUN 为 69.4mg/dL),肌酐为 309μmol/L(3.70mg/dL)。从她的记录来看,她一个月前的 eGFR 是正常的。你该如何管理?

6.一名 84 岁的女性患者因股骨颈骨折入院。她的生命体征是:警觉,血压为 180/80mmHg,脉搏为 75 次/分,体温为 36.6℃,呼吸频率为 14 次/分,不吸氧时的 SpO$_2$ 为 95%。入院时,她的血红蛋白是 13.5g/dL,钠为 139mmol/L,钾为 4.0mmol/L,尿素为 6mmol/L(尿素氮为 16.6mg/dL),肌酐为 55μmol/L(0.66mg/dL)。她使用了一种非甾体抗炎药治疗疼痛。在手术室,她有 10 分钟的低血压(85/60mmHg)。她术后 2 天的血检验结果如下:血红蛋白为 10.5g/dL,钠为 130mmol/L,钾为 3.8mmol/L,尿素为 23mmol/L(BUN 为 63.8mg/dL),肌酐为 254μmol/L(3.05mg/dL)。你该如何管理?

7.一名 52 岁患有早期糖尿病肾病的男性患者,因下壁心肌梗死住进冠心病监护病房。他出现了心室颤动,5 分钟没有心输出量。他之后有一段时间的低血压,并接受肌力药物治疗。虽然他的心脏功能恢复了,但他的肾功能恶化了。入院时,他的尿素为 12mmol/L(33.3mg/dL),肌酐为 157μmol/L(1.88mg/dL)。48 小时后,他的尿素为 27mmol/L(75mg/dL),肌酐为 317μmol/L(3.8mg/dL)。肾功能改变的可能原因是什么?你该如何管理?

8.一名 56 岁的女性患者经历了选择性腹主动脉瘤修复术。动脉瘤位于肾动脉上方,主动脉被交叉夹住 30 分钟。她从手术室回到重症监护室时仍进行机械通气。她的生命体征:脉搏为 110 次/分,血压为 120/80mmHg,CVP 为 10mmHg,体温为 36.5℃。35%氧浓度下的动脉血气显示:pH 值为 7.2,PaCO$_2$ 为 4.0kPa(30.7mmHg),碱过量(BE)为 10,PaO$_2$ 为 25.0kPa(192mmHg)。在过去的 2 个小时里,她的尿量是 20mL/h。你该如何管理?

9.一名 70 岁男性患者因呼吸困难加重、外周水肿和肾功能下降,由社区心力衰竭小组转诊。他入院时的生命体征:警觉,血压为 110/60mmHg,脉搏为 103 次/分,体温为 36.7℃,呼吸频率为 22 次/分,不吸氧时的 SpO$_2$ 为 93%。体格检查时,患者的下肢及腹壁均有凹陷性水肿。胸部 X 线片显示双侧胸腔积液和间质性水肿。虽然他的利尿剂最近增加了剂量,但他的呼吸困难和水肿没有得到改善,肾功能恶化。入院时,他的尿素为 13mmol/L(36.1mg/dL),肌酐为 236μmol/L(2.83mg/dL),eGFR

为 25.3mL/(min·1.73m²)。3 个月前的血检验结果显示 eGFR 为 35mL/(min·1.73m²)，此后肾功能一直在稳步下降。你该如何管理？

自我评估：讨论

1.管理首先是评估和治疗 A(气道)、B(呼吸)、C(循环)和 D(失能)的问题。在这种情况下,这将包括液体试验和静脉或肌肉注射纳洛酮。长期阿片类药物使用者应给予较低剂量的纳洛酮[36]。虽然对该患者以前的肾功能可能不了解,但病史提示是急性肾损伤,而不是 CKD。超声显示正常大小的肾脏可以支持这一结果。"久卧"(躺在地板超过 1 小时不能起立)和一些药物过量会导致横纹肌溶解。由肌肉破裂引起的肌红蛋白和尿酸盐导致肾损伤。这可以通过测量肌酸激酶水平来证实,通常数以万计,并检测尿液中的肌红蛋白(或者尿液中的血液+++,但显微镜下没有红细胞)。严重横纹肌溶解的典型表现是相对于尿素的高肌酐、高钾血症、高磷酸盐和低钙。积极的液体复苏是目前最重要的一种治疗。应检查患者的四肢以寻找挤压伤引起的潜在骨筋膜室综合征。

2.病史提示 CKD 基础上的 AKI。本病例是脱水(利尿剂)、ACE 抑制剂和 NSAID 对肾脏的作用、感染和低血压的多因素组合。与因失代偿性心力衰竭和 AKI 入院的患者不同,该患者没有失代偿性心力衰竭的征象。治疗将由 AKI 检查表组成:正确的容量减少,治疗低灌注(停用 ACE 抑制剂、NSAID,并使 MAP 至少为 70mmHg),排除梗阻,停用肾毒素药物,并治疗其他任何潜在原因(如持续感染,如果 AKI 不能迅速解决,则考虑青霉素诱导的急性间质性肾炎)。当发生肾功能损害时,应减少别嘌呤醇的剂量。

3.这名患者看起来身体情况良好,因为生命体征正常。健康的患者合并咯血和 AKI,应该让你想到肺肾综合征(如肉芽肿伴多血管炎,以前称为 Wegener 肉芽肿,或抗 GBM 病,以前称为 Goodpasture 病)。导致患者胸部 X 线片显示双侧斑片状阴影、咯血和 AKI 常见的原因是肺炎,尽管咯血通常混有痰液。这个病例进行尿液分析和尿液显微镜检查很重要,她应该尽快去联系肾脏病专家。血液送检进行抗中性粒细胞胞浆抗体(ANCA)和抗肾小球基底膜(GBM)抗体检测。当出现"经典"临床模式时,可以怀疑 AKI 的潜在原因(表 7.3)。

4.AKI 的定义是血肌酐的急性升高或尿量连续 6 小时 ≤0.5mL/(kg·h)。该患者因尿少、胆汁淤积(导致肾血管收缩)、脓毒症、庆大霉素治疗和既往肾切除术有发生 AKI 的高风险,早期干预以防止对其单个肾脏的不可逆转损害是必要的。尽

表 7.3 肾脏疾病的"经典"临床模式

症状+肾功能受损	考虑的诊断
关节痛	任何结缔组织疾病
腹泻	溶血性尿毒综合征
移植者的腹泻	巨细胞病毒感染、霉酚酸酯毒性
咯血	ANCA+血管炎,抗 GBM 病
高钙血症和背痛	骨髓瘤
久卧	横纹肌溶解
健康患者显微镜下的血蛋白尿	IgA 肾病
流产	红斑狼疮,抗磷脂综合征
外周水肿	肾病综合征
鼻窦炎	ANCA+血管炎
血小板减少	血栓性血小板减少性紫癜

这些模式意味着应该考虑这些诊断,但不能确诊。

管有足够的容量替代,但持续的低血压和少尿使他应在几个小时内转入重症监护室(见第 6 章)。应通过紧急超声排除尿梗阻。他的降压药物和任何肾毒性药物都应该停用(低剂量的 β 受体阻滞剂往往不会降低血压,在理想情况下不应该突然停用, 因为可能会发生反弹性心绞痛或快速心房颤动)。应尽快治疗潜在的原因(胆道感染和梗阻)。

    5.这是容量缺失合并感染和肾毒性药物的典型组合,应使用 AKI 检查表进行校正:纠正容量缺失,治疗低灌注(停用 ACE 抑制剂、苄氟噻嗪,目标 MAP 至少为 70mmHg),排除梗阻,避免肾毒性药物,并治疗潜在原因。应记录常规的生命体征和液体平衡。在纠正容量缺失和停用药物后,其他的管理包括:确保足够的营养,监测肾功能,并确保她出院后的随访,以保证不会进展成 CKD。

    6.围术期可能与低灌注的发生有关,因为多种原因引起的容量缺失和麻醉引起的低血压。围术期药物可能加速 AKI 的进展,特别是如果患者有诱发的危险因素:年龄大、糖尿病、高血压和 CKD。使用 AKI 检查表:纠正容量缺失,治疗低血压(停用任何肾毒性药物,目标 MAP 至少为 70mmHg),排除梗阻(她进展成尿潴留?),寻找其他潜在的原因(她跌倒是因为感染吗?)。

    7.该患者有发生 AKI 的风险,因为已有的肾脏疾病和主要心血管事件。一段时间的低灌注可能加速 AKI 的进展,但他也可能为治疗心肌梗死进行了一次冠状动脉成形术,包括对比剂的使用。这个病例,除了注意 A(气道)和 B(呼吸)外,还应根据 AKI 检查表进行管理:首先治疗高钾血症,纠正容量缺失,治疗低灌注(停用任何肾毒性药物和目标 MAP 至少为 70mmHg),排除梗阻,寻找其他潜在的原因。如果他的肾功能继续恶化,那么肾脏替代治疗可能是必要的,以帮助患者度过这个急性事件。通过常规血检验结果密切监测患者的肾功能,并留置尿管密切监测尿量。

8.与大手术相关的容量缺失、麻醉或失血引起的短暂低血压,以及主动脉交叉夹住都使该患者面临发生术后 AKI 的风险。在这种情况下,AKI 检查表依然适用,并额外考虑了是否以及何时静脉输注碳酸氢钠(见迷你教程)。如果她的肌酐显著升高或出现了 AKI 并发症,可能需要肾脏替代治疗。

9.在这种情况下,首先的处理是治疗患者的液体超负荷。这种特殊的心肾综合征和肾损伤继发于失代偿性心力衰竭。使用利尿剂治疗后,他的肾功能可能恶化;然而,在这种情况下,进一步的恶化通常被认为是"权衡"的。如果他在家里每天服用两次 80mg 的呋塞米,这可能增加 25%~50%,并每日进行静脉输注,同时密切监测他的肾功能。一旦出现尿量增多和体重减轻,可以改为口服一天两次的方案。假设患者有心力衰竭合并射血分数降低,没有高钾血症,肌酐上升不超过30%,任何肾素血管紧张素阻滞剂都不需要停用。

(张丽娜 时永霞 译)

参考文献

1 Malhotra R, Bouchard J, Mehta RL. Community and hospital-acquired acute kidney injury. In: Critical Care Nephrology, 3th edition. Philadelphia, Elsevier, 2019, pp. 75–80.

2 Al-Khafaji A, Nadim MK, Kellum JA. Hepatorenal disorders. *Chest* 2015; 148: 550–558.

3 Vandenberghe W, Gevaert S, Kellum JA et al. Acute kidney injury in cardiorenal syndrome type 1 patients: a systematic review and meta-analysis. *Cardiorenal Med* 2016; 6: 116–128.

4 Gomez H, Ince C, De Backer D et al. A unified theory of sepsis-induced acute kidney injury: inflammation, microcirculatory dysfunction, bioenergetics, and the tubular cell adaptation to injury. *Shock* 2014; 41: 3–11.

5 Kane-Gill SL, Goldstein SL. Drug-induced acute kidney injury: a focus on risk assessment for prevention. *Crit Care Clin* 2015; 31: 675–684.

6 Bellomo R, Ronco C, Kellum JA, Mehta RL, Palevsky P. Acute renal failure – definition, outcome measures, animal models, fluid therapy and information technology needs: the Second International Consensus Conference of the Acute Dialysis Quality Initiative (ADQI) Group. *Crit Care* 2004; 8: R204–R212.

7 Mehta RL, Kellum JA, Shah SV et al. Acute Kidney Injury Network: report of an initiative to improve outcomes in acute kidney injury. *Crit Care* 2007; 11: R31.

8 KDIGO Clinical Practice Guideline for Acute Kidney Injury. Notice. *Kidney Int* 2012; 2: 1–141.

9 Ellomo R, Kellum JA, Ronco C et al. Acute kidney injury in sepsis. *Intensive Care Med* 2017; 43: 816–828.

10 Ronco C, Haapio M, House AA, Anavekar N, Bellomo R. Cardiorenal syndrome. *J Am Coll Cardiol* 2008; 52: 1527–1539.

11 Ronco C, Cicoira M, McCullough PA. Cardiorenal syndrome type 1: pathophysiological crosstalk leading to combined heart and kidney dysfunction in the setting of acutely decompensated heart failure. *J Am Coll Cardiol* 2012; 60: 1031–1042.

12 National Institute for Health and Care Excellence. Chronic kidney disease in adults: assessment and management. CG122. NICE, 2015. www.nice.org.uk/guidance/cg182 (Accessed January 2020).

13 Clark AL, Kalra PR, Petrie MC et al. Change in renal function associated with drug treatment in heart failure: national guidance. *Heart* 2019; 105: 904–910.

14 Pannu N, Nadim MK. An overview of drug-induced acute kidney injury. *Crit Care Med* 2008; 36(suppl): S216.

15 Makris K, Spanou L. Acute kidney injury: definition, pathophysiology and clinical phenotypes. *Clin Biochem Rev* 2016; 37: 85–98.

16 Praga M, González E. Acute interstitial nephritis. *Kidney Int* 2010; 77: 956–961.

17 Mehran R, Dangas GD, Weisbord SD. Contrast-associated acute kidney injury. *N Engl J Med* 2019; 380(22): 2146–2155.

18 Weisbord SD, Mor MK, Resnick AL et al. Prevention, incidence, and outcomes of contrast-induced acute kidney injury. *Arch Intern Med* 2008; 168: 1325–1332.

19 McDonald JS, McDonald RJ, Comin J et al. Frequency of acute kidney injury following intravenous contrast medium administration: a systematic review and meta-analysis. *Radiology* 2013; 267: 119–128.

20 Gameiro J, Fonseca JA, Neves M, Jorge S, Lopes JA. Acute kidney injury in major abdominal surgery: incidence, risk factors, pathogenesis and outcomes. *Ann Intensive Care* 2018; 8: 22.

21 National Confidential Enquiry into Patient Outcomes and Death. Acute kidney injury: adding insult to injury. NCEPOD, 2009. www.ncepod.org.uk/2009aki.html (Accessed January 2020).

22 Patel A, Pieper K, Myburgh JA et al. Reanalysis of the Crystalloid versus Hydroxyethyl Starch Trial (CHEST). *N Engl J Med* 2017; 377: 298–300.

23 Semler MW, Self WH, Wanderer JP et al. Balanced crystalloids versus saline in critically ill adults. *N Engl J Med* 2018; 378: 829–839.

24 Bagshaw SM, Delaney A, Haase M, Ghali WA, Bellomo R. Loop diuretics in the management of acute renal failure: a systematic review and meta-analysis. *Crit Care Resusc* 2007; 9: 60–68.

25 Weisbord SD, Gallagher M, Jneid H et al. Outcomes after angiography with sodium bicarbonate and acetylcysteine. *N Engl J Med* 2018; 378: 603–614.

26 Bagshaw SM, Haase M, Haase-Fielitz A, Bennett M, Devarajan P, Bellomo R. A prospective evaluation of urine microscopy in septic and non-septic acute kidney injury. *Nephrol Dial Transplant* 2012; 27(2): 582–588.

27 Maxwell AP, Linden K, O'Donnell S et al. Management of hyperkalaemia. *J R Coll Physicians Edinb* 2013; 43: 246–251.

28 Prowle JR, Echeverri JE, Ligabo EV, Ronco C, Bellomo R. Fluid balance and acute kidney injury. *Nat Rev Nephrol* 2010; 6: 107–115.

29 Think kidneys. Recommended minimum requirements for a care bundle for patients with AKI in hospital, 2016. http://www.thinkkidneys.nhs.uk/aki (Accessed January 2020).

33 Jun M, Heerspink HJL, Ninomiya T et al. Intensities of renal replacement therapy in acute kidney injury: a systematic review and meta-analysis. *Clin J Am Soc Nephrol* 2010; 5(6): 956–963.

34 Kellum JA, Sileanu FE, Bihorac A, Hoste EA, Chawla LS. Recovery after acute kidney injury. *Am J Respir Crit Care Med* 2017; 195: 784–791.

35 See EJ, Jayasinghe K, Glassford N et al. Long-term risk of adverse outcomes after acute kidney injury: a systematic review and meta-analysis of cohort studies using consensus definitions of exposure. *Kidney Int* 2019; 95: 160–172.

36 NHS England. Patient safety alert – risk of distress and death from inappropriate doses of naloxone in patients on long term opioid or opiate treatment. https://www.england.nhs.uk/2014/11/psa-naloxone (Accessed January 2020).

第 **8** 章
脑损伤

学习完本章,你可以掌握以下内容:

- 理解一些与大脑有关的基本生理。
- 了解原发性和继发性脑损伤之间的区别。
- 能够运用脑保护的原理。
- 管理无知觉的患者。
- 了解心脏停搏的预后。
- 应用到临床实践。

前几章涉及 A(气道/氧气)、B(呼吸)和 C(循环)。这一章涉及 D(失能),集中讨论急症患者管理中的两个重要主题:脑保护和无知觉的患者。但是,首先你需要了解一些基本的脑生理。

脑血流量

脑血流量(CBF)约占心输出量的 15%,脑循环的调节取决于心血管、呼吸和神经因素之间复杂的相互作用。当处于健康状态时,它们都可以预期的协同工作,但当患有危重疾病时,这些系统中的一个或多个可能会受累,导致 CBF 调节紊乱。

大脑自动调节血流量,平均动脉压为 50~150mmHg。这是由大脑动脉阻力的变化调节的。局部化学物质、内皮介质和神经源性因素被认为是影响因素。

CBF 取决于动脉血压、脑静脉系统的背压(通常接近颅内压),以及两者之间的小脑血管阻力。可以写成:

$$CBF = \frac{MAP - ICP}{CVR}$$

这里 MAP 是平均动脉压,ICP 是颅内压,VCR 是脑血管阻力。脑内外有很多因素影响 CBF 的不同成分(图 8.1)。

脑血管系统对 $PaCO_2$ 水平的变化极其敏感。$PaCO_2$ 水平升高会引起脑血管扩张,并增加 CBF。$PaCO_2$ 水平降低会引起血管收缩并降低 CBF。$PaCO_2$ 从 5kPa 降至 4kPa(38.5~30.5mmHg)可使 CBF 降低约 30%。低氧血症也会影响 CBF,PaO_2 低于 6.7kPa(51mmHg)会引起 CBF 的增加。脑血流量与 $PaCO_2$、PaO_2 和 MAP 的关系如图 8.2 所示。

脑灌注压(CPP)是脑的压力梯度或输入动脉和输出静脉之间的差异。

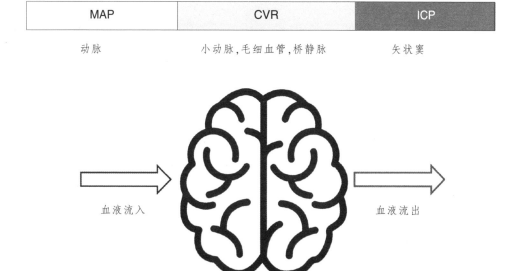

MAP	CVR	ICP
动脉	小动脉,毛细血管,桥静脉	矢状窦

血液流入　　　　　　　　血液流出

影响血流、潜在病理和治疗的因素:

SV	HR	SVR	梗阻	血管张力	CBV	CSFV	组织
心脏的	心律失常	脓毒症	脑卒中	血管升压素、代谢的、或神经的	头的位置	脑水肿	水肿
正性肌力药	控制心率	血管升压素	血栓形成	机械通气血管活性药物	头的位置	分流,脑室外引流	甘露醇高渗盐水

图 8.1　影响脑血流的因素。CBV,脑血容量;SCFV,脑脊液容量;HR,心率;SV,每搏输出量;SVR,全身血管阻力。

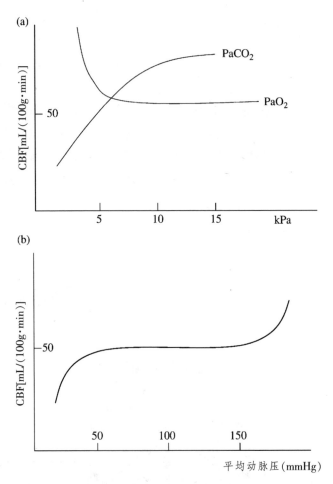

图 8.2 CBF、PaCO₂、PaO₂ 和平均动脉压。(a)PaCO₂ 在 2~9kPa 时,CBF 几乎呈线性增加。PaO₂ 低于 6.7kPa 之前,CBF 几乎没有变化。(b)脑灌注的自动调节发生在 MAP 为 50~150mmHg。超出这些范围,CBF 影响明显。

CPP=MAP−静脉压

静脉压等于 ICP,因此 CPP 通常表示为 CPP=MAP−ICP。正常仰卧位颅内压为 7~17mmHg,通常可在神经重症监护病房测量。脑灌注压可以计算和控制。

颅内压

头骨是一个保护脑的硬盒。颅内压取决于颅内容物的容量,5%的血液、10%的脑脊液(CSF)和 85%的脑。Monro-Kellie 学说是以两位苏格兰解剖学家命名的(图 8.3)。他指出,由于颅腔是一个封闭的盒,其内部的容量是固定的,如果要维持

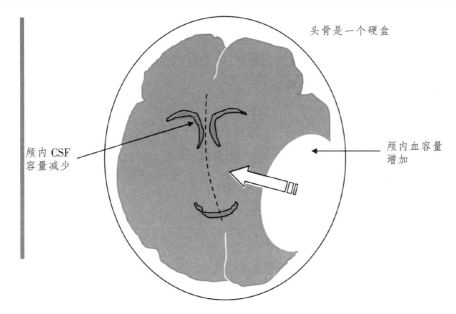

头骨是一个硬盒

颅内 CSF
容量减少

颅内血容量
增加

图 8.3 Monro-Kellie 学说。计算机断层扫描(CT)显示左侧硬膜外血肿并中线移位。

颅内压,颅内血容量的任何改变都伴随着 CSF 容量的相反变化。脑脊液容量,在较小程度上,和血容量反映了剩余颅内容物容量的增加。损害的大小增加(如硬膜外血肿)会导致 CSF 和静脉血的向下移位。CSF 进入椎管,静脉循环中的重吸收增加。代偿机制最终被压倒, 因此容量的微小改变会导致压力的大幅度改变 (图 8.4)。随着 ICP 进一步升高,CPP 和 CBF 降低。最终脑干疝(椎状)发生。

急性颅内压升高的临床特征是头痛、恶心呕吐、精神错乱和意识水平降低。这可能发生在创伤性脑损伤、脑出血或脑梗死、脑膜炎/脑炎或快速生长的肿瘤。

原发性和继发性脑损伤

原发性脑损伤是指已经发生的损伤,且治疗有限。但脑特别容易受到继发性损伤,而且在损伤后维持足够的血流和代谢平衡的能力较低。创伤性脑损伤领域的研究已经表明,预防继发性脑损伤可以改善患者的预后。继发性脑损伤是延迟的,因此可以干预。继发性脑损伤包括:

- 颅内压升高。
- 缺血。
- 水肿。

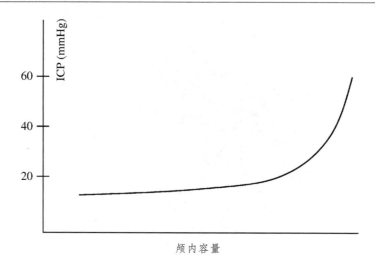

图 8.4　颅内容量增加对 ICP 的影响。

● 感染(例如,开放性骨折,或其他地方引起发热和其他导致继发性脑损伤的变化)。

脑损伤后,神经元没有受到机械性破坏,但功能失调。如果随后的环境是有利的,这些细胞有许多可以恢复。预防颅内压升高和保存半影(原发性损伤周围受累微循环的区域)很重要。颅内压失控升高和脑干疝是创伤性脑损伤或脑出血后死亡的主要原因。继发性损伤的主要诱因是低血压和低氧血症。在统计学上,血氧饱和度低于 90% 的低氧血症和收缩压低于 90mmHg 的低血压与严重的后果相关,在受伤现场很常见。

脑保护原理

基于我们脑生理的知识和创伤性脑损伤的观察,可以设计出一套保护脑免受继发性损伤的措施[1]。这适用于任何类型的脑损伤,如脑卒中、蛛网膜下腔出血和严重感染,如脑膜炎。脑保护的目的是防止颅内压升高、脑缺血、水肿和感染。

颅内压管理

颅内压升高是由血液、脑脊液或脑组织容量增加引起的,因此治疗旨在降低这 3 种成分的容量,总结见表 8.1。

管理脑缺血

　　脑保护的目标之一是确保向脑输送足够的氧气,避免氧气过度消耗,这可能发生在抽搐、发热和严重贫血(如由于多发性创伤)中。几项研究已经证明了创伤性脑损伤后低氧血症和低血压的有害影响[1]。因此,基于我们对基本大脑生理的理解,可以采取一些措施,以避免因脑缺血而对大脑造成进一步的损伤,框 8.1 对此进行了总结。

管理脑水肿

　　脑水肿可为全身性(如弥漫性脑损伤后)或局部性(如肿瘤相关)。全身性水肿,可以使用渗透疗法。虽然 2016 年脑创伤基金会指南中没有推荐[2]药物,但甘露醇已被证明可以降低创伤性脑损伤患者的 ICP,有时可以使用。因为它是利尿剂,低血压患者应避免使用。高渗盐水也可以降低 ICP,额外的益处是不影响血容量[3]。甘露醇和高渗盐水在神经性的预后和死亡率方面具有可比性[4]。虽然使用糖皮质激素(如地塞米松)相关的副作用和最佳剂量尚不清楚,但对于脑肿瘤引起的局部水肿,其是有效的[5]。在选定的患者中,去骨瓣减压术被用作严重缺血性脑卒中患

表 8.1　预防颅内压升高的方法

血液	CSF	脑组织
避免严重高血压 避免 $PaCO_2$ 过高/严重缺氧 床头抬高 15°~30° 头位于中线位置,便于静脉引流 避免咳嗽和紧张	外科引流	甘露醇有时用于全身性水肿 类固醇用于肿瘤相关水肿

框 8.1　预防脑缺血的方法

- 缺血性脑卒中的再灌注治疗。
- 避免低血压。
- 维持正常的 $PaCO_2$。
- 避免低氧血症。
- 治疗发热。
- 治疗抽搐。
- 治疗严重贫血。

者的脑水肿的早期治疗。

管理感染和其他因素

发热与脑损伤的不良预后有关,应予以治疗。脓毒症可能与微循环的低血压及其他改变有关,这些改变会影响脑灌注。应管理高血糖(避免低血糖),因为它与更差的预后有关。在过去复杂的心脏和神经外科手术中,脑保护可采用低温。动物模型证明了它的益处,但主动降至正常温度的脑损伤患者尚未表明其能改善预后[5]。

表 8.2 以 A、B、C、D 的格式总结了所有这些原则。尽管大多数研究都是在创伤性脑损伤方面进行的,但这些原则也成功地应用于颅内压升高、脑膜炎和脑卒中等疾病。

无意识的患者

意识水平降低与潜在的危及生命的并发症(如气道阻塞和低氧血症、误吸和固定损伤)有关,这需要紧急干预。当 Glasgow 昏迷评分(GCS)≤8,即出现无意识或昏迷(表 8.3)。如果合适,昏迷的患者应该转入重症监护室,除非他们的病情可以迅速逆转(如使用解毒剂)。

表 8.2　预防继发性脑损伤的基本管理总结

	管理
A	保护气道(在外伤中控制颈椎)
B	目标 SpO_2>90%
	目标 $PaCO_2$ 正常
C	目标收缩压>100mmHg
	治疗严重高血压
E	抬高床头 15°~30°,头位于中线位置
	确保足够的镇静/镇痛
	治疗发热
	治疗抽搐
	治疗感染
	治疗 ICP>22mmHg(可能需要渗透疗法或外科手术)
	肠内营养
	物理预防血栓
	没有目标血红蛋白,但一些证据建议目标血红蛋白约为 7g/dL[8]
D	全面的神经系统检查、调查和规划

表 8.3　Glasgow 昏迷评分(GCS)

		得分
睁眼	自然	4
	呼唤	3
	疼痛	2
	无反应	1
最好运动反应	按指令	6
	疼痛定位	5
	疼痛躲避	4
	疼痛时异常屈曲	3
	疼痛时伸直反应	2
	无反应	1
最好语言反应	定向的	5
	谈话混乱	4
	用词不当	3
	不可理解的声音	2
	无反应	1

持续 6 小时以上的非创伤性昏迷的原因有[9]：

- 镇静剂过量 40%。
- 缺氧性脑损伤 24%。
- 脑血管病 18%。
- 代谢性昏迷(如感染、糖尿病、肝性脑病和体温过低)15%。
- 其他 3%。

然而,在虚弱的老年患者中观察到了不同的原因,他们通常由于低活动性谵妄引起的各种不同的情况而变得糊涂、昏睡或反应迟钝。抽搐是导致昏迷的一个重要但不太常见的原因,要么是因为患者处于发作后(老年患者可能会延长),要么患者处于非惊厥性癫痫状态[10]。

管理无意识的患者,需要采用系统的方法。如通常使用 ABCDE 系统：

- A:评估和治疗呼吸道问题。
- B:评估和治疗呼吸问题。
- C:评估和治疗循环问题。
- D:评估失能(瞳孔大小和反应、毛细血管葡萄糖和 AVPU 量表)治疗任何问题。A、B 和 C 一旦稳定,应记录 Glasgow 昏迷评分,这样以后的任何改变都可以精确的记录。

- E：包括全面的神经系统检查。确定的症状群可能指向特定的诊断（图 8.5）。

思考和诊断不能优先于气道、呼吸和循环问题的评估和治疗。脑损伤患者气管插管的适应证与其他患者相同，即 GCS 是 8 或者更少，气道问题，或者需要机械通气。然而，在特定情况下，患者在转运前可能需要插管，如意识水平恶化，双侧下颌骨骨折、血液进入气道或抽搐。

CT 和 MRI 是两种用于患有脑损伤或昏迷的急症成年人的技术。CT 是创伤、蛛网膜下腔出血和脑卒中的选择性检查。它易于使用、快速，事实上所有的患者都可以被扫描。相比 CT、MRI 可提供多个平面的图像，并提供了大多数病理进程敏感性高的、更好的灰质/白质对比。MRI 是疑似颅后窝损害、抽搐或炎症进程的选择性检查。MRI 用于外伤的薄硬膜外血肿和弥漫性轴索损伤的敏感性高，由于日常麻醉和监测设备与电磁场不兼容，需要对麻醉患者进行特殊考虑。

只有当患者病情稳定，并经过全面评估得出不同的诊断，才会进行脑成像。当提出成像要求时，应该得出诊断或改变管理。

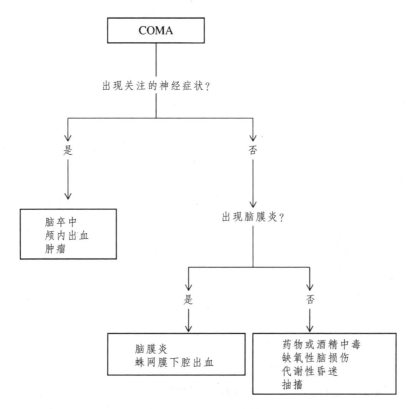

图 8.5　昏迷的综合征。

迷你教程:蛛网膜下腔出血

总的来说,蛛网膜下腔出血(SAH)是一种罕见的引起头痛的原因。然而,它的死亡率很高。目前,未经治疗的 SAH 1 年死亡率高达 65%,但经过适当的诊断和治疗,其死亡率可降至 18%。SAH 也有很高的误诊率,约为 12%。高达 50% 的 SAH 患者的神经系统检查正常[11],这些患者最有可能被误诊,因此研究试图阐明病史和体格检查中的哪些特征应该被调查。

渥太华 SAH 规则于 2013 年发布[12],基于对 2000 多例患者的前瞻性研究,其中 132 例患者诊断为 SAH。判定规则敏感性为 100%(即它没有遗漏任何 SAH),但特异性较差(即调查了许多不是 SAH 的人)。渥太华 SAH 规则总结见框 8.2。

SAH 通常会出现突然剧烈的头痛。不论在哪个位置,头痛可以通过镇痛来缓解。心电图可能发生改变。现代非对比 CT 扫描神经系统检查正常患者的研究表明,如果在 6 小时内进行检查,则检出率几乎为 99%。然而,患者的红细胞压积必须>30%,出现只有一次雷击样头痛,没有抽搐、晕厥或颈部疼痛,CT 扫描仪必须是第三代或更新的,图像质量高,并由神经放射科专家报告,成像指征为雷击样头痛和可能的 SAH。如果符合这些标准,许多人现在考虑 6 小时内 CT 扫描阴性,就可以排除 SAH[13]。

然而,许多患者出现的时间晚于 6 小时。CT 的检出率每天下降,到第 5 天降至 58%,因此在许多情况下,需要进行腰椎穿刺(LP)以寻找黄褐素(CSF 中红细胞的分解产物)。LP 通常在头痛发作后至少 12 小时进行,因为黄褐素形成需要一定的时间。蛛网膜下腔出血的患者应尽快转入神经外科病房,以进一步评估和管理他们的病情。应撤销任何抗凝治疗,并开始相关的脑保护措施(例如,确保收缩压<160mmHg 的药物)[14]。介入放射技术现在是治疗症状性颅内动脉瘤的标准操作[12]。

框 8.2 渥太华 SAH 规则

仅适用于成年人(16 岁以上),新发的严重非创伤性头痛,最大强度在 1 小时内。

不适用于新发的神经功能缺陷、脑动脉瘤病史、既往 SAH、已知脑肿瘤或慢性复发性头痛
   (过去 6 个月以上发生≥3 次相同性质的头痛)。

如果出现以下任何一种情况,则不能排除 SAH:

- 年龄≥40 岁。
- 颈部疼痛或强直。
- 证实失去意识。
- 劳累时发作。
- 雷击样头痛(1 秒内疼痛达到峰值)。
- 体格检查颈部屈曲受限。

考虑可能 SAH 患者的任何阳性标准。

心脏停搏的预后

在医院外的大多数情况下,心脏停搏是由缺血性心脏病和心室颤动引起的。在受欢迎的美国电视剧中,医护人员在62%观察到的事件中进行了CPR,2/3的患者存活了下来[16]。实际上,英国院外心脏停搏的存活率为8.6%,其中许多患者有神经功能损伤。当急救服务到达时,只有20%的病例是可电击的心律。然而,研究表明有效的心肺复苏和人们在简短培训后使用自动体外除颤器进行的快速除颤都是有效的[17]。不同的研究人员试图根据生理观察预测心脏停搏的预后。其中一项研究观察了130名在急诊科就诊的院外心脏停搏幸存者的死亡和神经系统预后的预测因素[18]。研究人员使自主循环的恢复时间,就诊时的收缩压和简单的神经系统检查来给患者评分。长时间的心脏停搏、自主循环恢复后的低血压和很少的神经反应表明预后不良。

院内心脏停搏多发生在急症、老年和有明显并发症的患者中。不可电击的心律更有可能出现,预后很差。这就是为什么英国指南中关于CPR的决策包含:"当一个人死于心搏、呼吸停止,我们通常要区分突发的、意外的心肺骤停和晚期、不可逆原因的死亡场景时发生的心脏停搏。由于CPR在重病患者中很常见,对于那些试图重启心脏的人来说,要么不起作用(在他们生命结束时遭受粗暴的物理治疗,剥夺他们有尊严的死亡),要么可能在短时间内恢复他们的心脏功能,并可能使他们遭受长时间的潜在终末期疾病(延长死亡进程而不是延长生命)。国家患者预后及死亡咨询委员会发现心肺复苏可用在很多住院的患者身上,而他们受益的可能性很少或没有,但尚未考虑或做出关于CPR的提前决定[19]"。围绕这一领域的沟通可能很难,但重要的是每个人要理解心脏停搏和普通死亡之间的区别。

重点:脑损伤

- 脑循环的调节取决于心血管、呼吸和神经因素之间复杂的相互作用。
- 原发性脑损伤是指已经发生的损伤。
- 预防继发性脑损伤可以改善预后。
- 脑保护的目的是通过预防ICP升高、脑缺血、水肿和感染来预防继发性脑损伤。
- 无意识的患者,需要系统的ABCDE方法。
- 心脏停搏的预后很差,除非是可电击的心律和快速除颤。

自我评估：病例

1.一例 20 岁的男性患者,怀疑海洛因过量没有反应入院。他在急诊科静脉输注纳洛酮 400μg,转入病房时 GCS 为 15 分。他后来变得没有反应,大声打鼾。他面罩吸氧,脉搏血氧饱和度为 99%。其他的生命体征是:血压为 110/60mmHg,脉搏为 70 次/分,呼吸频率为 5 次/分,体温为 37℃。你如何评估和管理这名患者?

2.一例 40 岁的男性患者因跌倒被发现,附近有一个空药瓶。无法获得其他病史。他在体格检查时,气道通畅,呼吸正常,血压为 80/40mmHg,脉搏为 130 次/分。心电图显示窦性心动过速伴 QRS 波群增宽。他在体格检查时,没有反应,肌肉张力降低,间歇性抽搐,双侧足底向上,瞳孔扩大及斜视发散。你该如何管理?他需要头部 CT 吗?

3.一例 25 岁的建筑工人被机器击中头部,因没有反应被送到急诊科。他的头骨左侧有血肿,气道通畅,呼吸正常,心血管稳定(血压为 140/70mmHg,脉搏为 90次/分)。他的 GCS 为 7 分。你该如何管理?

4.一例 70 岁的男性患者,因严重的左侧偏瘫被送到医院。头部 CT 显示右侧脑中的动脉梗死。他的血压为 200/100mmHg,窦性心律,脉搏为 75 次/分。一个同事打电话问你这种血压是否应该紧急治疗,以及患者是否"恶性高血压"。你该如何管理?

5.一例 30 岁的女性患者,描述突然出现了严重头痛,随后呕吐。她在去医院的路上变得昏睡。你评估她的 GCS 为 12 分。描述你最优先的管理是什么?

6.一例 19 岁男性患者被救护车送到医院,早上他女朋友发现他没有反应。他晚上睡觉前,诉说有流感样症状和头痛。他在体格检查时,GCS 为 8 分,呼吸频率为 30 次/分,脉搏为 130 次/分,血压为 70/40mmHg,储氧袋为 10L/min 供氧时的 SpO_2 为 100%。他有颈强直,躯干和四肢紫癜。你该如何管理?

7.一例 70 岁女性患者从梯子上摔下来,头部受伤,被送到急诊科。她已经躺在地板上 12 个小时。她入院时的生命体征是:GCS 为 4 分,呼吸频率为 10 次/分,脉搏为 30 次/分,血压为 60/30mmHg,体温为 29℃。她的动脉血气显示:pH 值 7.2,$PaCO_2$ 为 6.0kPa(46mmHg),PaO_2 为 11.0kPa(84.6mmHg),标准碳酸氢盐为 17.2mmol/L,BE-12。你该如何管理?为什么她会有这些异常的生命体征?

8.一例 20 岁男性患者因抽搐频率增加而入院。他从小就有很难控制的癫痫。目前为止,他已经有过几次短暂的部分抽搐(凝视发作)。其中一次之后,他变得没有反应,GCS 记录为 5 分。诊断是什么?你该如何管理?

9.一例 62 岁患者术后心脏骤停,给予 20 分钟的 CPR 后成功复苏。心脏骤停 24 小时后,他的心率为 100 次/分,血压为 118/75mmHg,尿量良好。神经系统检查显示没有瞳孔反射,没有自主或游走的眼球运动,没有运动反应。你认为这名患者神经系统的预后如何?

10.一例 21 岁的男性患者发生迎面车祸后被送到急诊科,已经进行气管插管并机械通气。他到达时的生命体征是:脉搏为 50 次/分,血压为 170/90mmHg,体温为 35℃,不吸氧时的 SpO_2 为 94%。值班的神经外科医生报告,头部 CT 扫描显示是一种毁灭性的脑损伤,不适合神经外科手术。急诊科医生问你是否应该拔除患者的气管插管并放弃治疗。你的回复是什么?

自我评估:讨论

1.该病例说明 SpO_2 测量不能替代气道和呼吸的临床评估。该患者气道部分阻塞,呼吸抑制。动脉血气分析显示急性呼吸性酸中毒。所有没有气管插管的无意识的患者(如癫痫发作后恢复的患者)应在复苏体位接受照护并进行密切监测。应该使用 A、B、C、D、E 方法对他们进行评估。静脉输注纳洛酮半衰期短,这个病例可能需要重复给药或输液。

2.首先,管理 A(气道)、B(呼吸)和 C(循环),用液体试验。在 D(失能)中,检查毛细血管葡萄糖,评估瞳孔大小和反应性是否相同。在 E 中,询问护理人员空瓶子里装的是什么。这些生命体征和神经系统检查是三环类中毒的特征。伴有 QRS 波群增宽和低血压的窦性心动过速在严重的三环类中毒中很常见,有时在三导联心电图上很难与室性心动过速相鉴别。在英国,三环类中毒占 ICU 中毒住院人数的一半,是药物过量导致死亡的主要原因。心电图 QRS 波群宽度超过 160ms 的患者最容易发生心律失常和惊厥。心律失常可能进展成心动过速、低氧血症和酸中毒。也会发生缓慢性的心律失常。静脉输注碳酸氢钠就像"解毒剂"。目前的推荐是,QRS 波群持续时间>120ms 时,如果有严重的心律失常或持续低血压(在保护气道、给氧和静脉输液后),给予 8.4% 的碳酸氢钠 50~100mL。当有明确的病史和与三环类中毒一致的体征时,不一定需要进行头部 CT。

3.该患者应由具有高级创伤和生命支持经验的小组管理。这个病例的 A(气道)管理包括颈椎控制。他需要气管插管,小组应注意使用表 8.2 中列举的措施,以预防继发脑损伤。一旦患者病情稳定,他需要接受 CT,然后送往神经重症监护室或神经外科手术室。

4.脑卒中后高血压是脑缺血的常见反应。目前的做法是不降低血压,因为潜在存活的缺血性半影的血液供应可能受到损害。另外,许多脑卒中患者患有高血压,因此"正常"血压实际上可能过低。这名患者,必须注意气道、氧合和呼吸、水化、治疗发热、治疗高血糖、体位和护理。然而,在某些情况下,专家会降低由原发性脑出血而引起脑卒中后过高的血压,因此寻求建议。恶性高血压(或高血压危象)很少见。他发生在高血压的背景下,或者作为其他疾病的一部分,如子痫、嗜铬细胞瘤和术后(心脏手术)。进行性重度高血压伴有脑病(意识模糊、头痛、视觉障碍、抽搐和意识水平降低)和其他终末器官损伤,如急性肾损伤和心力衰竭。

5.该病史与蛛网膜下腔出血一致。优先管理是 A(保护气道并在需要时给氧)、B(呼吸)和 C(循环)。对于 D(失能),检查瞳孔大小和反应性、毛细血管葡萄糖和GCS。应进行全面的神经系统检查。动脉血气分析有助于评估氧合、通气和灌注,这些对预防继发性脑损伤都很重要。应陪同患者进行紧急的头部 CT 扫描。有神经系统体征 (如意识水平降低) 的患者可能会出现更严重的 SAH 和异常扫描结果。确诊时,需要采取脑保护措施并紧急转入神经外科病房。

6. 这个病例从开始就预先诊断是可行的。但是紧迫的优先管理实际上是 A(气道,呼叫麻醉医生)、B(呼吸)和 C(循环,给予液体试验,记住使用过量的液体在脓毒症中可能是有害的)。在 D 中,检查瞳孔和毛细血管血糖。在 E 中,对于脑膜炎球菌性脑膜炎,给予静脉输注抗生素(取决于当地指南),如果你还没有做这些,应寻求专家帮助。这里明确的管理计划包括气管插管和机械通气、脑保护措施、紧急的头部 CT 扫描和微生物样本。家庭接触者需要使用抗生素预防。图 8.6总结了严重急性细菌性脑膜炎的管理指南(注:这与相对健康稳定的患者疑似脑膜炎管理不同)。

7.管理总是从 A(气道,呼叫麻醉医生)、B(呼吸)和 C(循环,给予液体试验;阿托品在低温下不太可能起作用)开始。但是这个病例,请考虑颈椎受伤的可能性,因为老年女性可能患有骨质疏松症,并且她曾摔倒并遭受头部受伤。在 D(失能)中,检查瞳孔和毛细血管血糖。在 E 中,进行全面的检查,并收集其他可能有用的历史记录。下一步的调查包括对头颈部紧急成像、肌酸激酶(CK)和甲状腺功能(严重的甲状腺功能减退可能出现相同的征象)。她的异常生命体征可能是体温过低或脊髓休克的结果,这是突发性脊髓损伤的综合征,如果颈椎受到影响,以低血压和心动过缓为特征。患者应缓慢复温并转入重症监护室(该患者有颈椎骨折和脊柱损伤)。

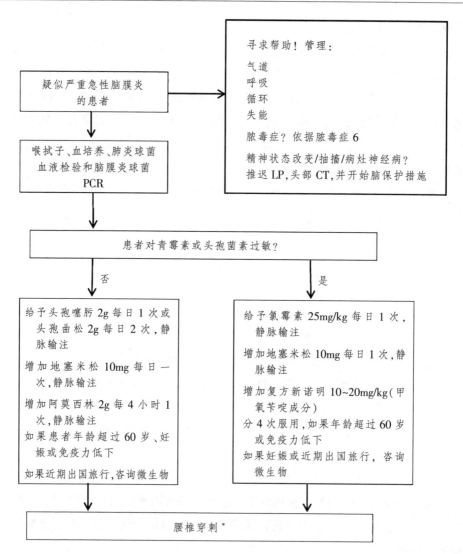

图 8.6 严重急性细菌性脑膜炎管理总结。*请注意,大多数疑似脑膜炎的病例,LP 之前不会进行头部 CT,LP 之前不会给予抗生素,除非完成 LP 会有推迟。然而,疑似严重急性细菌性脑膜炎的病例, 管理不同, 如下所述。(Source:McGill F,Heyderman RS,Michael BDet al. UK joint specialist society guideline on the management of acute meningitis and meningococcal sepsis in immunocompetent adults. Journal of Infection2016;72:405–438.)

8. A、B、C、D 之后,接下来是对病史的全面检查和回顾。这个病例,可能的诊断是非惊厥性癫痫的持续状态,这是一种认识不足而非罕见的疾病。非惊厥状态与强直阵挛状态不变的风险和紧迫性没有联系, 尽管有些患者可能需要气道保护。药物治疗与强直阵挛状态相同。

9.该患者在心脏停搏期间出现了全脑缺血。最佳的神经恢复是昏迷持续时间短的患者。全身缺血后 7~14 天仍处于昏迷的患者不太可能变得自立。这表明神经恢复的征象与最初检查的特定脑干反射有关。瞳孔对光反射的消失（考虑到心脏停搏药物的影响已经减弱）使患者的预后非常差。瞳孔对光反射的存在，以及自发睁眼和伴随运动反应的共轭眼球运动的恢复，改善了预后和自立的机会。根据该患者 24 小时的检查，恢复独立功能的可能性很小。

10.答案是不。应该对患者进行稳定的生理支持，并将其送入重症监护室，在那里观察一段时间将有助于更准确的预测。死亡或严重失能的存活仍然是最可能的结果，但经一段时间的观察可使多学科团队和家人之间更好地进行沟通，如果出现脑死亡的诊断，可考虑器官捐赠。不应就器官捐献事宜与家属交谈，在他们接受治疗无效、停止生命支持和不可避免的死亡之前，或者按照神经学标准确认死亡之后（这名患者在器官捐献登记簿上，在急诊科给他拔管会让他无法实现临终愿望）。

（宋文红　王化宇　译）

参考文献

1 Carney N, Totten AM, O'Reilly C et al. Guidelines for the management of severe traumatic brain injury, 4th edition. *Neurosurgery* 2017; 80(1): 6–15.

2 Stocchetti N, Taccone FS, Citerio G. Neuroprotection in acute brain injury: an up-to-date review. *Crit Care* 2015; 9: 186–197.

3 Jackson R, Butler J. Hypertonic or isotonic saline in hypotensive patients with severe head injury. [Best evidence topic report]. *Emerg Med J* 2004; 21: 80–81.

4 Abdelmalik P, Draghic N, Ling GSF. Management of moderate and severe traumatic brain injury. *Transfusion* 2019; 59: 1529–1538.

5 Dietrich J, Rao K, Kesari S. Corticosteroids in brain cancer patients: benefits and pitfalls. *Expert Rev Clin Pharmacol* 2011; 4(2): 233–242.

6 McIntyre LA, Fergusson DA, Hebert PC, Moher D, Hutchinson JS. Prolonged therapeutic hypothermia after traumatic brain injury in adults: a systematic review. *JAMA* 2003; 289(22): 2992–2999.

7 McIntyre L, Fergusson D, Hutchison J, et al. Effect of a liberal versus restrictive transfusion strategy on mortality in patients with moderate to severe head injury. *Neurocrit Care* 2006; 5: 4–9.

8 Bates D. Medical coma. In: Hughes RAC (Ed). Neurological Emergencies, 4th edition. London, BMJ Books, 2003.

9 Scholtes FB, Renier WO, Meinhardi H. Non-convulsive status epilepticus: causes, treatment and outcome in 65 patients. *J Neurol Neurosurg Psychiatry* 1996; 61: 93–95.

10 Marcolini E, Hine J. Approach to the diagnosis and management of subarachnoid haemorrhage. *West J Emerg Med* 2019; 20(2): 203–211.

11 Perry JJ, Stiell IG, Silvotti ML et al. Clinical decision rules to rule out subarachnoid haemorrhage for acute headache. *JAMA* 2013; 310(12): 1248–1255.

12 Dubosh NM, Bellolio MF, Rabinstein AA et al. Sensitivity of early brain computed tomography to exclude aneurysmal subarachnoid haemorrhage: a systematic review and meta-analysis. *Stroke* 2016; 47(3): 750–755.

13 Connolly ES Jr, Rabinstein AA, Carhuapoma JR et al. Guidelines for the management of aneurysmal subarachnoid haemorrhage: a guideline for healthcare professionals from the American Heart Association/American Stroke Association. *Stroke* 2012; 43(6): 1711–1737.

14 Byrne JV, Molyneux AJ, Brennan RP et al. Embolisation of recently ruptured intracranial aneurysms. *J Neurol Neurosurg Psychiatry* 1995; 59: 616–620.

15 Diem SJ, Lantos JD, Tulsky JA. Cardiopulmonary resuscitation on television. Miracles and misinformation. *N Engl J Med* 1996; 334: 1578–1582.

16 Resuscitation Council UK. Consensus paper on out-of-hospital cardiac arrests in England, 2015. http://www.resus.org.uk/publications/consensus-paper-on-out-of-hospital-cardiac-arrest-in-england (Accessed January 2020).

17 Thompson RJ, McCullough PA, Kahn JK, O'Neill WW. Prediction of death and neurologic outcome in the Emergency Department in out-of-hospital cardiac arrest survivors. *Am J Cardiol* 1998; 81: 17–21.

18 Smith G, Pitcher D. Prevention of cardiac arrest and decisions about CPR. Resuscitation Council UK, 2015. http://www.resus.org.uk/resuscitation-guidelines/prevention-of-cardiac-arrest-and-decisions-about-cpr (Accessed January 2020).

19 TOXBASE®. The toxicology database of the UK National Poisons Information Service. www.toxbase.org (Accessed January 2020).

20 McGill F, Heyderman RS, Michael BD, et al. UK joint specialist society guideline on the management of acute meningitis and meningococcal sepsis in immunocompetent adults. *J Infect* 2016; 72: 405–438

21 Dunne JW, Summers QA, Stewart-Wynne EG. Non-convulsive status epilepticus: a prospective study in an adult general hospital. *Q J Med* 1987; 62(238): 117–126.

第**9**章

患者术前优化

学习完本章,你可以掌握以下内容:

- 理解加强术后康复和"预康复"。
- 了解围术期风险评估。
- 理解围术期药物咨询的目的。
- 评估心脏病患者的围术期风险。
- 评估呼吸和其他疾病患者的围术期风险。
- 理解术前优化背后的原则。
- 应用到临床实践。

围术期照护的发展

过去的 30 年,围术期照护的方案发生了根本性的变化,人们越来越认识到,成功的手术不仅取决于手术室里发生的情况,还取决于患者术后恢复的情况。长期以来,人们都知道,身体不健康很可能会导致大手术后的预后不良。1993 年,Older 和他的同事通过心肺运动(CPX)试验提供了令人信服的证据,并证实这一点[1]。进一步的研究表明,CPX 试验通过测量有氧适能提供了围术期风险的个体化评估,以用于预测术后发病率和死亡率。因此,该技术可用于将患者分诊至合适的围术期照护环境,以诊断意外的并发症,优化术前医学并发症,指导个体化术前锻炼计划,并告知协作决策和患者同意。您可以稍后阅读更多关于 CPX 试验的内容(见迷你教程)。

1995 年,我们对围术期照护的理解有了进一步的提高,丹麦的 Henrik Kehlet 开创了结直肠手术的加速康复计划[2]。他在《柳叶刀》发表了一篇开创性的论文,描述了 8 名体弱的老年患者因为癌症接受了选择性结肠切除术,感觉良好,并在术后第二天出院。当时,甚至今天在许多国家,这些患者的住院时间为 12~15 天。该计划的原则是减少手术引起的生理压力,已经在全世界传播,并几乎扩展到所有外科专业[3,4]。它被称为 ERAS 或"快速通道手术",是一种多模式围术期照护路径,旨在为接受大手术的患者实现早期康复。ERAS 原则包括:

- 优化患者术前的健康/医学条件(如戒烟、优化营养和纠正贫血)。
- 通过术前 2 小时内允许使用清澈的液体和富含碳水化合物的饮料,以最大限度地减少术前脱水和饥饿。
- 尽可能进行微创手术。
- 用明确、结构化的方法进行围术期管理(如仔细的皮肤准备、抗生素预防、避免术中低体温、使用短效麻醉剂、避免恶心和呕吐、确保满意的疼痛缓解和避免过多的静脉输液)。
- 血栓预防、早期活动和早期营养。

过去,患者通常会在术后接受静脉输液。我们现在知道,如果术后恶心和呕吐得到控制,可以在结直肠术后 4 小时内开始饮食,而 2.5L 的液体超负荷会引起围术期并发症的增加和延长住院时间的不良反应。由于麻醉和手术的影响,术后低血压和少尿是常见的。其过去由值班医生进行静脉输液治疗。然而,由于术后代谢反应引起肾血管收缩和生理性水钠潴留,因此它们并不是术后第 1 个 48 小时内低血容量的可靠指标。如果患者没有脱水或低灌注的征象,则应避免静脉输液。如果需要,应使用平衡晶体溶液(如 Hartmann)代替 0.9%氯化钠溶液,因为氯含量高可能对术后肾功能有害[5]。结合在一起,ERAS 计划中的个体循证干预对接受大手术患者的预后产生了巨大的差异。

ERAS 的好处是:

- 改善患者的体验和满意度。
- 减少住院时间。
- 减少术后并发症。
- 减少重症监护室的住院人数。
- 减少出院后再入院的情况。

ERAS 的成功取决于涉及多学科医学背景的所有专业人员的参与。最初,加速康复方案的引入主要集中在术中和术后干预,很少强调在术前优化患者的身体功能。外科"预康复"一词用于描述考虑进行大手术的患者的评估、损伤的识别,以及促进生理、代谢和心理健康的干预,以降低这些损伤的发生率和(或)严重程度[6]。人们越来越认识到，其中很多干预措施不仅改善手术预后，还改善患者的总体健康。手术前的时间被视为一个独特的机会可改变不健康的行为，因为如果患者能够看到并立即从生活方式的改变中获益，他们就更愿意改变生活方式。

术前患者的风险评估

风险可以定义为"特定事件在规定时间内发生的概率，或特定挑战的结果"[7]。几种风险预测工具已经被开发，使手术小组能够评估和调整风险，并允许患者知情同意。这些工具根据相关的预后因素包括年龄、疾病严重程度、手术类型和并发症，旨在预测死亡率和术后并发症。

自 1989 年以来，英国国家机密调查患者结局和死亡（NCEPOD）一直在制作报告，并自 1989 年开始进行定期的国家审计，研究术后第 1 个 30 天内的死亡情况。英国每年进行的 800 万例手术，超过 20 000 例手术后死亡。2018 年，NCEPOD 公开了一份报告："所有医院专业的共同主题和建议"[8]。该报告整理了一份 10 项关键要求清单，在过去 30 年中，这些关键要求被认为对降低医院风险和死亡很重要（见表 9.1）。

风险预测工具的例子

以下常用来预测围术期的风险：

- 美国麻醉医师协会（ASA）疾病严重程度分级。
- APACHE 评分。
- 统计死亡率和发病率的生理学和手术严重程度评分（POSSUM）。
- 手术风险量表（SRS）评分。
- 手术结局风险工具（SORT）。

ASA 分类是根据患者的一般病史和检查将它们分为 5 类，无须进行任何特定检查。虽然它不是死亡率的敏感预测因子，但与手术后的总体结局存在普遍相关性，并被用于临床试验，以标准化疾病的严重程度。表 9.2 概述了 ASA 分级。

APACHE 评分目前已进入第四次迭代（APACHE Ⅳ），包括对添加年龄的急性生理变量和任何慢性健康问题进行评分。它在世界各地的重症监护室中被用来在入院时对疾病的严重程度进行评分，也被用于审计。APACHE 评分已得到广泛验证，是预测各组患者 ICU 死亡率的可靠方法。它在择期手术患者中的价值尚不确定。

表 9.1 NCEPOD 主题与建议

主题	建议
顾问医生意见	急诊入院的患者应该尽快由顾问医生查看,最迟在入院后的 14 小时内
多学科小组意见	患者应接受多学科和多专业小组的相关照护
监护和早期预警评分	NEWS2(见第 1 章)应用于监护和启动患者的紧急回顾和升级
重症照护	对于计划的术后住院和急诊住院,应有足够的重症照护能力
同意书	同意书应由对推荐手术充分了解且理解涉及风险的人员执行。所有择期手术的患者都应该遵从两阶段的同意程序,讨论应清楚的记录
实习医生的监督	顾问医生需要根据实习医生履行的职责进行监督
病例	照护和沟通的每一个方面都应记录,从记录人员的名字、等级和专业,以及开始时间
发病率和死亡率会议	应举行多学科发病率和死亡率会议,针对所有选择性治疗后 30 天内死亡的患者,以及紧急治疗后 30 天内死亡患者的样本
管理临床网络	应在医院之间建立正式的网络,使每名患者都能获得专家干预,无论他们在哪家医院就诊
当地政策、指南和标准手术程序	医院应为医疗保健的组织和传递制定基于证据的政策、指南和标准手术程序。这些应该是最新的,所有员工可以使用,并在使用过程中对员工培训以进行补充

表 9.2 ASA 疾病严重程度分级

级别	特征	一般围术期的死亡率(%)	癌症导致大肠梗阻的死亡率(%)
1	健康患者	0.05	2.6
2	不限制功能的轻度全身性疾病	0.4	7.6
3	限制功能的中度全身性疾病	4.5	23.9
4	持续威胁生命的严重全身性疾病	25	42
5	不做手术预计无法存活 24 小时的垂死患者	50	66.7
6	已宣布脑死亡的患者,其器官正在被切除用来捐赠	100	100

注:年龄、吸烟和妊娠的极端情况是 ASA 2 的标准。添加的后记 E 表示紧急手术。

POSSUM 评分系统和随后的 Portsmouth 版本(P-POSSUM)被英国的许多外科医生使用[9]。它比 ASA 分类更详细,已经被用于不同类型的手术。它使用 12 个生理变量和 6 个手术变量得出分数。最初,它是用来比较不同外科技术之间的发病率和死亡率的工具。它现在被用来预测术后的发病率和死亡率。POSSUM 的生理变量包括:年龄、心率、血压、GCS、是否存在心脏体征、心电图异常、任何呼吸问题,以及主要的血液检验结果。手术变量包括急症、恶性肿瘤、腹膜污染、失血、再次手术和手术的严重程度。

SRS 评分对每一步进行计算,累加 3 个变量的评分,得出一个总评分,从而准确预测普通外科手术患者的死亡。这 3 个变量是 NCEPOD 分级、ASA 分级和英国联合互助协会(BUPA)手术等级。

2011 年,在 NCEPOD 发表了一篇评估围术期照护的报告《了解风险》后,开发了手术结果风险(SORT)[10]。主要建议包括引入一个识别术后发病率和死亡率高风险患者的国家系统,在术前向患者明确进行死亡率风险评估,并记录在同意书上。它还建议在术前识别高危患者,以帮助规划和提供重症照护资源。SORT 包含 6 个变量:ASA 身体状况等级、手术紧急程度(快速、紧急和立即)、高风险外科专科(胃肠道、胸部和血管)、手术严重程度(从小到复杂和严重)、癌症和年龄 65 岁及以上。现在 SORT 已经被开发、验证,并与现有的风险分层工具进行了比较[11]。已经表明它在为接受非心脏、非神经系统住院手术的成年患者提供百分比死亡率风险方面是有用的。SORT 不仅与 POSSUM 和 SRS 等其他风险分层工具相比具有优势,而且易于应用,只需简单的输入数据,不需要血液检验结果和术中变量。它可以作为应用程序或基于网络的计算器。

沟通风险和知情同意

尽管有评分系统,但通常很难以有意义的方式向个体患者沟通风险。人们倾向基于很多主观方面来评估风险,而不是统计数据。对风险的评估和感知是潜意识的、主观的和人格依赖的。许多医生担心他们讨论风险会加重患者的术前焦虑。然而,研究表明在进行任何外科手术之前,与患者详细讨论麻醉和手术的风险及其并发症,不会增加其焦虑水平。最近的医疗法律案件也强调,所有患者都应该以他们能够理解的方式获得足够的信息,以便他们能够就自己的照护做出明智的决定。因此,重要的是在术前讨论风险,而不是因担心患者不安而隐瞒[12]。

1:1000 的死亡风险对个体患者意味着什么?通过将手术和麻醉的风险与人们容易接受的一些日常生活活动相关的风险进行比较,设计出了一些更容易被患者理解的风险量表[13]。表9.3给出了一个例子。

一旦评估了手术的风险,就需要考虑风险与益处。如果风险大于益处,手术可能必须重新考虑。如果需要手术,患者应被告知严重且通常发生的风险。2015年,英国一家法院裁定,医生必须"采取合理的照护,以确保患者了解任何治疗中涉及的任何重大风险,以及任何合理的替代或不同的治疗方法"。"重大风险"是指"处于患者位置的合理人员可能会重视的风险,或者医生已经或应该合理的意识到特定患者可能会重视的风险"。也有一些例外。在紧急情况下,患者可能缺乏治疗能力,可以将义务设定为有必要进行治疗且符合患者最佳利益的一方。患者还保留不被告知风险的权利,如果患者不想知道,那么医生没有义务违背他们的意愿告

表9.3 风险量表

风险水平	口头描述	英国社区风险例子	麻醉/手术风险的例子
1:1 ↓	非常常见	死于心脏病	术后恶心、呕吐 1:4 头晕 1:5 头痛 1:5
1:10 ↓	常见	买彩票赢得 3 个球	气管插管后口腔创伤 1:20 紧急手术死亡 1:40 困难插管 1:50
1:100 ↓	不常见	死于吸烟	围术期死亡 1:200 插管失败 1:500 麻醉时无疼痛的意识 1:300
1:1000 ↓	罕见	死于道路交通事故	麻醉时有疼痛的意识 1:3000 误吸 1:3000 心脏骤停(局部麻醉)1:3000 硬膜外脓肿 1:5000 插管和通气失败 1:5000
1:10 000 ↓	非常罕见	死于谋杀	过敏反应 1:10 000 心脏骤停(全身麻醉)1:15 000 与麻醉相关的死亡 1:50 000
1:100 000 ↓	极其罕见	死于铁路事故	视力丧失(全身麻醉)1:125 000 截瘫(局部麻醉)1:100 000 硬膜外血肿 1:150 000 仅因麻醉死亡 1:200 000
1:1 000 000 ↓	可忽略不计	彩票中奖	因输血感染 HIV
1:10 000 000		死于雷击	

诉他们,尽管实践建议是至少提供一定数量的信息。

医疗咨询

生理逆转对于面临重大或急症手术的患者来说是一个重要的概念。心血管系统尤其需要对发生的生理应激做出代偿反应。缺乏产生反应能力的患者死亡率会增加。

医生经常被要求在术前对患者进行评估。这样做的特定目的是帮助评估围术期风险,并优化患者的身体状况。医生的职责不是判断患者是否适合麻醉,这是麻醉医生的职责。如果患者的状况在术前尽可能优化,他们将能够更好地应对手术带来的生理应激。

医疗咨询的主要组成包括:

- 确定相关疾病的严重程度。
- 了解将要进行的手术和麻醉类型。
- 特意推荐治疗疾病、优化患者状况及降低围术期风险的措施。
- 与同事一起计划术后照护。

如果你要求医生进行术前检查,重要的是你要考虑这些因素,并明确要求你想要解决的问题。例如,患者的状况术前能优化吗?

心脏病患者的评估和管理

围术期死亡的最大单一原因是与心脏相关的。因此,已经有很多研究试图在术前评估心血管风险。患者术前出现的主要心脏病类型有:

- 缺血性心脏病。
- 心力衰竭。
- 瓣膜病。
- 心房颤动。
- 高血压。
- 植入电子心脏设备的患者。

缺血性心脏病

择期手术患者的围术期心脏事件的总体发生率较低。然而,某些患者有更高的风险,针对性测试和风险因素的改变可改善这些患者的预后。尽管有许多测试可以帮助评估风险,但评估患者围术期心脏缺血风险的关键是详细的病史、体格检查和 12 导联心电图。

围术期心肌梗死是由冠状动脉粥样硬化斑块破裂和血栓形成(类似于非手术场景)或心肌氧气供应和需求不匹配(称为"2 型"心肌梗死)引起的。增加心肌氧气需求的因素主要是围术期应激的结果:心动过速、高血压、疼痛、常规心脏药物的中断,以及拟交感神经药物的使用。降低心肌氧气供应的因素包括低血压、贫血和低氧血症。

非心脏手术前评估冠心病患者有 3 个组成部分:

- 患者风险因素。
- 手术风险因素。
- 患者的功能能力。

表 9.4 列举了预测围术期心脏并发症的轻度、中度和重度患者的风险因素。表 9.5 列举了与不同操作相关的风险。

缺血性心脏病最有用的指标之一是患者的功能能力[14]。对于不能达到 4 种代谢当量(MET)负荷的患者风险增加。1 个 MET 相当于一名休息的 40 岁 70kg 男性的耗氧量。爬上一段楼梯、爬山、在公寓里快步走、修剪草坪、游泳或打一轮高尔夫球至少是 4 个 MET。无法爬两段楼梯对高危手术后的心肺并发症(如心肌梗死)的阳性预测值为 90%[15]。

美国心脏病学会和美国心脏协会(ACC/AHA)已经制订了非心脏手术患者围术期心血管评估和管理的循证指南[16]。推荐使用验证过的风险预测工具来预测围术期"重大不良心血管事件(MACE)"的风险,非致命性脑卒中、非致命性心肌梗

表 9.4　预测术前心脏并发症的患者风险因素

轻度(冠心病的危险因素)	中度(稳定型冠脉疾病)	重度(不稳定型冠脉疾病)
缺血性心脏病家族史	3 个月内的心肌梗死或 CABG	6 周内心肌梗死或 CABG
未控制的高血压	心绞痛(NYHA 分级 1~2)	心绞痛(NYHA 分级 3~4)
高胆固醇	既往围术期心肌缺血记录	失代偿性心力衰竭
吸烟		显著的心律失常
异常心电图	既往有心肌梗死,治疗期间无症状	
既往心肌梗死或 CABG, 　无症状无治疗	糖尿病	
	年龄>70 岁	
	代偿或既往心力衰竭	

CABG,冠状动脉旁路移植术。

表 9.5 与不同操作相关的风险

低风险	中风险	高风险
内镜操作	颈动脉内膜剥脱术	急症大手术
日间手术	耳鼻喉	主动脉和大血管手术
表皮操作	神经外	操作延长伴大量体液转移或失血
眼部手术	腹部	
整容手术	胸部	
乳房手术	骨	
	前列腺	

死或心血管死亡。不同类型的手术与不同的 MACE 风险相关。接受周围血管疾病手术的患者围术期风险最高。最低的围术期风险通常发生在没有明显的体液转移或丢失的手术。功能状态是围术期和长期心脏事件的可靠预测指标。术前功能状态降低的患者发生并发症的风险增加。相反,那些功能状态良好的患者面临的风险较低。基于 ACC/AHA 指南的流程如图 9.1 所示。

血管手术引起特定的心脏风险,因为外周血管疾病的许多风险因素与冠心病(糖尿病、吸烟和高脂血症)相同。无症状的冠心病在血管患者中很常见,心脏症状可能被其活动能力受限所掩盖。围术期心肌梗死的诊断可能很困难,因为半数患者没有典型的胸痛。他们可能出现心律失常、肺水肿、低血压,甚至急性意识障碍。

高危患者的围术期管理可以通过以下方式改善:

- 药物治疗。
- 计划的外科治疗。
- 麻醉技术。
- 患者对风险与益处的了解及其意愿。

围术期的 β 受体阻滞剂

围术期与交感神经刺激延长有关,后者可增加心肌氧气的需求量。

一些随机试验已经研究了药物治疗(如硝酸盐、β 受体阻滞剂和 α_2 受体激动剂),以降低围术期的心血管风险。高危患者术中使用硝酸盐不会影响预后,尽管心电图上的缺血有所减少。尽管 α_2 受体激动剂可以通过减少中枢交感神经活动和去甲肾上腺素外周释放来减弱对手术的肾上腺素能反应,但不推荐将其用于心脏保护。一些试验表明,围术期 β 受体阻滞剂可以减少心脏并发症和死亡率。然

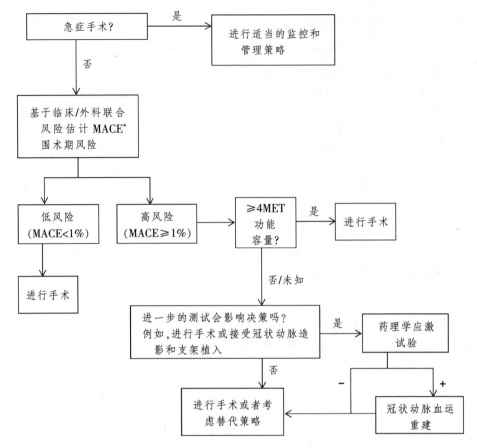

图 9.1　非心脏手术前患者的心血管评估和管理。*这个估计可以使用 American College of Surgeons 风险计算器（www.riskcalculator.facs.org）

而,围术期缺血评估试验和随后的 Meta 分析表明,尽管非心脏手术前患者 1 天或更短时间内开始使用 β 受体阻滞剂可降低非致命性心肌梗死的发生率,但矛盾的是,这会增加脑卒中、低血压、心动过缓和死亡的风险[17]。表 9.6 总结了目前关于围术期使用 β 受体阻滞剂的建议[18]。

心力衰竭

通过超声心动图测量的射血分数是心脏功能储备的一种测量方法,用于诊断心力衰竭,以及是否存在结构性心脏病和舒张功能障碍。射血分数的降低与围术期肺水肿的风险增加相关。然而,在射血分数保持不变的情况下,可能会发生心力衰竭,疾病早期或者服用利尿剂的患者可能不会出现症状。表 9.7 总结了心力衰

表 9.6 围术期 β 受体阻滞剂的建议

如果患者已经服用 β 受体阻滞剂,则应在围术期继续服用(良好证据)

可考虑术前开始服用 β 受体阻滞剂(口服阿替洛尔或比索洛尔):

- 计划进行高危手术且有≥2 个缺血性心脏病的临床危险因素或 ASA 状态≥3 的患者
- 已知缺血性心脏病或心肌缺血的患者

未经滴定,不建议使用大剂量 β 受体阻滞剂

接受低风险手术的患者,不建议服用 β 受体阻滞剂

β 受体阻滞剂不应在手术当天服用

表 9.7 心力衰竭的诊断标准

HFrEF	HFmrEF	HFpEF
症状和体征	症状和体征	症状和体征
LVEF<40%	LVEF40%~49%	LVEF>50%
	利钠肽升高	利钠肽升高
	至少 1 个附加标准:	至少 1 个附加标准:
	• 相关的结构性心脏病[如 LVH 和(或)LA 增大]	• 相关结构性心脏病[如 LVH 和(或)LA 增大]
	• 舒张功能障碍	• 舒张功能障碍

HFmrEF,射血分数中等的心力衰竭;HFpEF,射血分数保留的心力衰竭;HFrEF,射血分数降低的心力衰竭;LA,左心房;LVEF,左心室射血分数;LVH,左心室肥大。

竭的诊断标准[19]。

　　长期以来,人们一直观察到,手术存活的高危患者比死亡的患者在心排血量和氧输送方面的代偿性增加更大。非幸存者无法补偿手术增加的代谢和心肺需求。这导致了术前优化的概念,即应用术前干预来改善心功能和氧输送。术前优化将在后面的迷你教程中进行讨论。

瓣膜病

　　以前未检测到的心脏杂音通常可在术前评估中被发现,是心脏病学会诊最常见的原因之一。幸运的是,超声心动图预评估在临床中得到了广泛应用,既可以诊断瓣膜病变,也可以评估左心室和右心室的功能。

　　严重主动脉瓣狭窄(AS)是围术期最难处理的瓣膜问题。AS 是一种固定的梗阻,限制了压力时最大心输出量的能力。患者对与麻醉相关的外周扩张不能正常

反应,因此血压会急剧下降。这会引起心肌缺血,因为主动脉瓣狭窄的心肌肥厚与氧气消耗的增加有关。识别二尖瓣狭窄也很重要,因为控制心率以维持舒张是必要的。左心房舒张期充盈,产生足够的压力来挤压血液通过狭窄的瓣膜。任何杂音的出现都需要全面的病史、体格检查和正式的术前超声心动图。也可能需要使用抗生素预防。

心房颤动

术后心律失常是常见的,有时因禁食导致心脏药物突然停用而加重。重要的是,心脏病患者在围术期,如果可能的话,通过替代途径来维持他们的常用药物。65 岁以上患者中约有 5%患有慢性心房颤动(AF),这是一种常见的术前发现。某些手术也与心房颤动的出现有关,如胸内手术。慢性肺或心脏病患者出现术后心房颤动的风险更大。术前的主要区别在于,β 受体或钙通道阻滞剂和胺碘酮在应激期间控制心室率方面比地高辛更有效。如果患者接受抗凝治疗,也需要在术前处理。

高血压

术前高血压引起的风险尚不清楚,一些研究显示心血管并发症增加,而其他研究则没有。因此,高血压本身被认为是一个临界风险因素。高血压不受控制或控制不佳可能会增加术中并发症,如心肌缺血、心律失常、脑卒中和血压波动过大。没有明确的证据支持收缩压低于 180mmHg 和舒张压低于 110mmHg 的患者推迟择期手术。超过这个水平,推迟计划中的择期手术是合理的[18]。

有许多不同的药物用于治疗高血压,通常应持续到手术。β 受体阻滞剂不应突然停止使用。然而,对于是否继续使用血管紧张素转换酶抑制剂和血管紧张素2 受体阻滞剂还存在争议。术中低血压的风险增加,临床显著的低血压可导致心肌梗死、脑卒中和死亡的风险增加。虽然没有明确的证据推荐术前停用这些药物,一些麻醉医生建议在术前至少停用这些药物 24 小时。无论是否停药,麻醉医生都应该意识到术中低血压的潜在风险。

植入电子心脏设备的患者

越来越多的患者接受了心脏植入性心脏设备的手术,包括起搏器、复律除颤器和植入式循环记录仪。通常需要进行心电图和胸部 X 线检查,以确认设备的类型和完整性。在手术室,不同的设备可能受到电磁干扰的影响不同。电磁干扰可来自多种来源,包括电热疗机、神经刺激器、诱发电位监测仪、体外冲击波碎石和电休克治疗。因此,术前应完成电生理咨询和心脏病服务。如果需要对设备重新编程,这一点尤为重要。这些设备本身通常不会引起问题,但患者的情况可能意味着他们属于高危人群,因为他们有潜在的心脏疾病。术前心电图显示高度心脏传导阻滞(双束或三束传导阻滞)的患者术前应考虑进行预防性临时起搏。

迷你教程:CPX 试验

根据病史、血管风险因素和 12 导联心电图,很容易发现有心肌缺血风险的患者,但长期以来,人们一直认识到还有另一组患者存在心脏不良事件的风险,他们的心脏无法满足手术生理需求。在术前对患者进行术前评估时,使用的许多评估都基于如年龄和既往病史的变量,并提供了有关总体死亡率和发病率的有用信息。然而,这不能为特定患者提供个性化的信息。CPX 试验是无创的功能能力的测量方法。它是一种运动应激试验,可以分析呼出潮气量、氧气和二氧化碳浓度、心率和呼吸频率。许多代谢、通气、气体交换和心血管变量都来源于此。

在 CPX 试验中,患者连接 12 导联心电图,并进行基线肺功能试验。然后,要求他们在自行车上运动,同时通过吹口吸气和呼气。吸入和呼出气体通过计算机进行采样和分析,以确定氧气消耗和二氧化碳的产生。患者被要求踩踏板,以抵抗增加的阻力。当超过有氧代谢满足能量需求的能力时,就会出现无氧阈(AT)。当二氧化碳产生的增加速度超过氧气消耗的增加速度时,就会检测到 AT。AT 越高,患者越健康。AT 是一种准确的心功能测量方法,独立于患者的动机,并且发生在最大有氧能力之前。它可以很容易地被测量,因为不需要很高的躯体应激。$<11mL/(kg·min)$ 的 AT 与围术期心血管死亡率的增加有关。CPX 试验可测量心肺储备、心肌缺血,还可识别未确诊或控制不良的呼吸系统疾病患者。例如,二氧化碳通气当量(VE/VCO$_2$)是主动脉瘤修复患者整体肺部并发症的有力预测指标[20]。

超过 30 项已发表的病例队列研究指出,CPX 试验可预测术后的发病率和死亡率。它越来越多地被用来告知术前决策和患者同意,将患者分类到适当水平的照护(例如,重症照护与病房照护),指导术中麻醉技术,优化术前诊断或未诊断的医学状况,并指导个性化的术前运动计划(预康复)。一项英国 CPX 试验的调查显示,大多数手术中心都在使用它,通常由麻醉医生解释,主要用于术前结直肠和血管患者,以及非手术患者[21]。

呼吸系统和其他疾病患者的评估

吸烟、哮喘、慢性阻塞性肺疾病和阻塞性睡眠呼吸暂停的病史均被证实与术后的肺部并发症有关。术前评估中,如果患者出现呼吸困难或喘息,应提醒医生患者的病情没有得到很好的控制。一个月前的胸部感染和不吸氧时的血氧饱和度过低是术后并发症的两个最佳预测因素。如果时间允许,应优化治疗方法。即使在紧急或急症情况下,也可能需要使用支气管扩张剂和类固醇进行更细致的治疗。术前应鼓励戒烟,因为这既有立即的益处,也有长期的益处,如减少氧气需求,减少气道反应性,增加纤毛运动,以及降低术后胸部感染的风险。

术前肺功能试验和动脉血气可以量化呼吸损伤的类型和程度,并预测术后通气支持的需要。高危患者包括静息时呼吸困难、$PaCO_2>6.0kPa$(46mmHg)、$FEV_1<1L$ 或 FEV_1/FVC 比值<50%。其他可能导致肺部并发症的因素包括:

- 高 ASA 等级。
- 持续 3 小时以上的手术。
- 肥胖。
- 上腹部或胸部手术。

多数预评估临床使用 STOP-BANG 问卷筛查阻塞性睡眠呼吸暂停[22]。这些结果被用于调查患者的睡眠研究或帮助改变麻醉技术和术后监测要求。

特定措施有助于减少围术期肺部并发症。除戒烟外,还包括:慢性阻塞性肺疾病患者术前吸入 β 受体激动剂,或需要时使用类固醇;使用局部麻醉(有或没有全身麻醉);术后肺扩张运动和术前呼吸训练,特别强调高强度间歇训练,这似乎比中等强度运动项目更快地改善健康状况。iCOUGH 是一项呼吸照护项目,包括深呼吸运动、激励性肺活量测定、患者教育、口腔卫生、频繁活动和床头抬高[23]。它可以在术前引入,以便在患者术后出现疼痛和呼吸肌功能障碍之前教会他们各种呼吸操作。

肥胖

病态肥胖定义为理想体重的 2 倍以上,或体重指数超过 $30kg/m^2$。根据这个定义,英国大约有 20% 的成年人是肥胖的,而且这个数字还在继续增加。在麻醉和手术期间,肥胖会带来严重的问题。肥胖患者存在生理差异:随着通气量的增加,氧气消耗和二氧化碳的产生增加,因此,肺顺应性降低,心输出量增加,高血压、阻塞性睡眠呼吸暂停和糖尿病的发病率增加。可能需要特殊的设备(如手术室手推车),静脉通路可能很困难,而无创血压测量通常不准确。从麻醉的角度来看,气道管理和气管插管可能很困难,通常会出现胃食管反流,增加肥胖患者误吸的风险。肥胖患者的通气可能也是困难的,而且他们在呼吸暂停时失代偿的速度更快。基于理想体重的药物剂量可能难以计算,麻醉药物的分布和代谢也会发生改变。局部麻醉技术,如硬膜外麻醉,通常很难实施。手术也更有可能出现技术上的困难。

肥胖会增加术后并发症的风险,如静脉血栓栓塞和呼吸衰竭。体重超过

115kg(250 磅)的患者发生术后肺炎的可能性是两倍。意识到肥胖带来的问题很重要。麻醉医生应该始终被告知病态肥胖患者,即使他们没有其他既往病史。肥胖患者术后需要密切监测,尤其要注意血栓预防、有效镇痛和早期进行活动。

糖尿病

糖尿病是一种常见的疾病,影响了超过 1% 的西欧人口。2014 年,英国公共卫生部门预测其人口糖尿病前期的患病率为 10.7%,未确诊糖尿病为 2.3%,确诊糖尿病为 5.2%。这种疾病的发病率高,加上许多需要手术治疗的并发症,意味着很多糖尿病患者将接受手术。

与同样病情入院的非糖尿病患者相比,糖尿病患者的住院时间明显更长,严重并发症更多,术后重症监护入院的要求更高,术后通气的要求更高,死亡率更高[24]。糖尿病患者发生以下情况的风险较高:

- 恶心、呕吐。
- 胃轻瘫引起的误吸。
- 肺并发症。
- 糖尿病控制中断。
- 周围神经病变引起的足跟压疮。
- 伤口感染。
- 心肌梗死。
- 心脏停搏。
- 急性肾衰竭。
- 脑卒中。

因此,术前评估应包括糖尿病的类型和治疗方法、已知并发症(特别是缺血性心脏病、肾功能损害或周围血管疾病),以及之前入院的详细信息。体格检查应特别寻找心脏病或高血压的征象。直立性低血压的出现可能表明自主神经病变和潜在的心脏并发症。肌酐和蛋白尿异常可能提示糖尿病肾病。HbAlc 测量表明一个人的糖尿病是否得到了很好的控制。如果 HbA1c≥8.5%(69mmol/mol),则可能需要推迟择期手术[25]。

围术期血糖控制的具体方案因机构而异。胰岛素是一种合成代谢激素,与儿茶酚胺、皮质醇、胰高血糖素和生长激素的分解代谢作用相反。在禁食状态下,胰岛素分泌减少,分解代谢激素水平升高,导致高血糖和酮症酸中毒。同样,手术引发的应激反应与创伤程度直接相关。儿茶酚胺和皮质醇水平升高可导致胰岛素分泌减少,胰岛素抵抗和蛋白质分解代谢的增加。提供基线葡萄糖输注和胰岛素替代可降低蛋白质分解代谢,以恢复葡萄糖和电解质平衡。糖尿病患者围术期的目标是维持 6~10mmol/L 的血糖,尽管英国指南意识到降糖药物的危险,并建议12.0mmol/L 的上限是可以接受的。血糖控制可通过以下途径实现:

- 减少禁食。
- 定期监测血糖水平。
- 将控制不佳或急症患者改为可变速率的静脉输注胰岛素。
- 根据麻醉和手术类型调整糖尿病治疗。

对于使用片剂控制的糖尿病患者,如果可能的话,应该改用短效药物。在手术当天,他们的药物被忽略,并对血糖进行监测,以确保血糖不会上升到 12mmol/L以上。对于大手术或长时间禁食的患者,建议在正常进食和饮水之前,使用可变速率的静脉胰岛素治疗。

接受大手术的胰岛素依赖型糖尿病患者通常在手术当天忽略常规的胰岛素,并开始进行"葡萄糖钾胰岛素"输注:0.18%氯化钠和 4%葡萄糖,20mmol 钾盐加可变速率的静脉输注胰岛素。术后,这种情况一直持续到患者饮食正常[26]。大多数机构将根据国家指南为接受手术的糖尿病患者制定当地的管理协议。

老年患者的术前评估

与年轻患者相比,老年患者术后并发症更多,恢复时间更长。手术发病率和死亡率随着年龄的增长而增加,75 岁以后急剧上升。预康复在这一群体中特别重要,应该从全面老年病学评估(CGA)开始。这是一种由老年医学专家参与的既定方法,用于评估和优化老年患者的身体、心理、功能/社会/环境和药物问题,以改善长期预后。CGA 能有效改善急诊入院老年患者的几种预后,包括死亡率、认知能力、生活质量、功能、长期照护费用,以及缩短住院时间[27]。表 9.8 总结了 CGA 的主要组成。

虚弱是一种与衰老过程有关的独特状态,在这个过程中,多个身体系统逐渐失去其内在的储备。在英国,65 岁以上的人群约有 10%身体虚弱,85 岁以上的人群上升到 1/4~1/2。虚弱不等同于长期患病,也不等同于失能。虚弱的问题是,看似轻微的压力源(如感染或药物的改变)后,可能会出现的严重不良预后。虚弱的严重程度各不相同,它可以变得更好,也可以变坏,而且它不是衰老过程中不可避免的一部分。虚弱的老年人通常具有典型的特征:无意识的体重减轻、肌力下降、步速减慢、自我报告的疲惫和低能量消耗。一些虚弱评分系统已经证实可以强烈的预测急性疾病或手术后的死亡率和其他不良结果。应对虚弱的老年患者及其家属

表 9.8　CGA 的组成

领域	需评估的项目
医学	并发症和疾病严重程度
	药物回顾
	营养状况
精神健康	认知
	情绪、焦虑和恐惧
	决策能力
	术后谵妄的危险因素
功能能力	日常生活活动
	步态和平衡
	运动状态
	使用视觉、听觉、助行器、义齿
社会环境	非正式和正式支持
	社交网络和日间活动
	获得照护资源的资格
环境	家庭设施和安全
	运输
	当地资源的可访问性
风险评分	特异性病理(如 Nottingham 髋部骨折评分)
	虚弱评分

进行术前咨询和共同决策,特别是在进行高风险手术时。

基本术前优化

术前优化可考虑分为两部分:优化患者的病情和优化他们的照护途径。优化患者的病情很少是关于改善长期并发症,更多的是关于纠正急性生理紊乱,如电解质和体液失衡、失血、脓毒症,并确保在围术期适当继续用药[28]。在大多数情况下,术前有时间进行优化(必要时进行复苏)患者。优化患者的照护途径包括确保系统被设计为可靠地提供适当的治疗,如及时应用抗生素、使用计算机断层扫描和手术室。医院应定期审查其系统,以确保根据临床紧急情况及时进行紧急手术。

术前容量缺失是常见的,局部或全身麻醉药物会加重这种情况。术前发生的容量丢失是由于:

- 呕吐。

- 出血。
- 肠梗阻时的液体丢失。
- 脓毒症。
- 禁食。

正如本书所述,最佳复苏对预后影响很大。术前应尽可能地将观察结果恢复到患者的正常状态。这样他们可以在围术期获得最佳的代偿反应。

因此,术前目标应该如下:

- 安全、通畅的气道。
- 正常的呼吸频率。
- $PaO_2>10kPa(77mmHg)$。
- 灌注良好,心输出量良好。
- 尿量大于 $0.5mL/(kg \cdot h)$。
- 血红蛋白大于 7g/dL(这可能需要在心血管疾病患者中得到更高的治疗,尽管证据有限)。
- 正常碱剩余。
- 正常葡萄糖和电解质(尤其是 K^+ 和 Mg^{2+})。
- 及时应用抗生素。

和往常一样,这些都是简单的 A、B、C、D 方法。

迷你教程:高危外科患者的预优化

　　大手术,尤其是急症手术,是对身体的巨大生理应激。除了增加氧气需求外,它还会产生强烈的炎症反应,从而增加氧气需求。大多数患者可以通过增加心输出量来满足这些需求,但已经因心肺疾病受累的患者或老年患者可能没有这种生理储备。这是面临最大术后并发症和死亡风险的患者群体。

　　Bland 等观察到他们自己的高危手术患者的死亡率为 25%[29]。高危患者是那些术前状态不良,即将接受大手术的患者。患者心肺系统的适应能力显著影响预后。存活者的心输出量、氧输送和氧摄取值显著高于非存活者。据推测,观察到的心输出量和氧输送的增加是围术期氧需求增加的生理反应。基于这一观察结果,一项研究将 88 名患者随机分为 3 组:使用中心静脉管理的标准组,治疗以达到心输出量和氧输送正常值的肺动脉导管组,治疗以达到心输出量和氧输送超常组的肺动脉导管组[30]。患者在术前使用液体或血液、肌力药物和血管舒张药进行治疗。但在许多情况下,仅液体就达到了目标。这项研究表明,超常组的死亡率、并发症和重症监护的住院时间都有所减少。然而,由于后来的研究显示超常目标的不良预后,因此,关于目标应该是正常的还是超常的,一直存在争议[31]。

知识点：术前优化患者

- 预康复和 ERAS 可显著改善患者的预后。
- 围术期风险预测工具有很多不同的例子。
- 围术期死亡的最大单一原因是与心脏相关的。
- 肥胖和糖尿病也是主要问题。
- 应识别接受大手术的高危患者，并预先进行优化，以改善预后。
- 急症手术前的基本复苏(A、B、C、D)极为重要。

自我评价：病例

1.一名 75 岁女性患者,24 小时前因呕吐和大肠梗阻入院。她体温过高,心动过速,在来医院之前已经在家里身体不适好几天。她的尿量一整天都在缓慢减少,现在不足 0.5mL/(kg·h)。她的其他生命体征是：警觉、脉搏为 100 次/分、血压为 110/70mmHg、呼吸频率为 28 次/分、2L 鼻导管吸氧时的 SpO_2 为 98%,体温为 37.5℃。她被安排急症手术。你该如何管理？

2.一名 70 岁的女性患者,因胃癌将进行部分胃切除术,但外科医生注意到她的心电图与 4 周前相比发生了变化。V_1~V_4 导联中有新的 T 波倒置。医生被询问决定她是否患有心肌梗死。她说两周前有一个小时的胸部不适,但没有就医。她没有心绞痛或呼吸困难,在医院行走时没有任何症状。她的围术期风险是什么,可以采取什么措施来降低这种风险,医生可能给出什么建议？

3.一名 60 岁男性患者,来到术前骨科评估诊所。他有缺血性心脏病病史,多年前发生过心肌梗死。他常规服药,现在没有心绞痛。由于膝盖疼痛,他来的时候拄着手杖,因为他的膝盖需要更换。考虑到他的心脏病,继续进行计划的手术安全吗？ 你如何评估这名患者？

4.一名 75 岁女性患者,因跌倒和左股骨颈骨折入院。她没有既往病史,在家里地板上躺了 18 个小时。体格检查时,她的体温过高,皮肤干燥。她有以下生命体征：昏睡、疼痛,脉搏为 110 次/分、血压为 110/60mmHg、呼吸频率为 26 次/分、体温为 38℃、SpO_2 为 92%,自入院后未排尿(未插管)。左肺底部有粗糙的湿啰音,胸部 X 线片显示左下区实变。她被安排尽快进行创伤手术。在她去手术室之前你需要做什么？

5.要求你去看一名 60 岁的男性患者,他正在预约选择性腹股沟疝修补术。在门诊,发现不吸氧时他的血氧饱和度为 89%,在劳累时出现呼吸困难。你在手术前告知他的胸部状况。进一步的病史表明,他是终身吸烟者,并曾经是矿工。几年来,他一直呼吸困难,但从未找过医生。他在体格检查时,肺野过度扩张,呼气延长,伴有散在的喘息。他的胸部 X 线片显示肺野清晰。他的动脉血气显示:pH 值为 7.4,$PaCO_2$ 为 6.0kPa(46mmHg),PaO_2 为 7.5kPa(57.6mmHg),标准碳酸氢盐为 27mmol/L,BE+1。你该如何管理?

6.一名 65 岁女性患者,因小肠梗阻入院,目前留置胃管和静脉输液治疗。她有稳定型心绞痛和高血压病史。她常规的药物包括每天 50mg 的阿替洛尔。你被要求紧急去看她,因为她的脉搏是 140 次/分(之前是 60 次/分)。心电图显示房颤。为什么会发生这种情况,你该如何管理?

7.一名因心绞痛和心力衰竭接受治疗的 60 岁男性患者,因肠梗阻入院。他已经身体不适并呕吐了 4 天。在体格检查时,警觉,脉搏为 100 次/分,血压为 100/50mmHg,呼吸频率为 24 次/分,不吸氧时的 SpO_2 为 95%,体温为 37.5℃。他的血液结果显示,白细胞计数增加,尿素为 15mmol/L(BUN 为 41mg/dL),肌酐为 300μmol/L(3.6rng/dL)。3 个月前他的尿素和肌酐均恢复正常。他被尽快安排急症手术。你该如何管理?

8.一名 70 岁的 2 型糖尿病患者,最近使用药物洗脱支架进行经皮冠状动脉介入治疗(PCI)。他还患有严重的骨关节炎,需要进行髋关节置换术。你被要求对于其髋关节手术的最佳时机提供建议。你有什么建议?

自我评估:讨论

1.一如既往,管理从 A(气道)、B(呼吸)和 C(循环)开始。有低灌注的征象:呼吸频率增加、心动过速、低血压和尿量不足。她的正常血压是多少?病史和体格检查都表明容量缺失。呕吐也可能导致低钾血症。如本章所述,在急症手术前她需要进行液体复苏和密切监测。通知麻醉医生,他可能要在术前制订更复杂的监测机制,以指导液体和其他治疗。

2.心肌梗死的诊断是肌钙蛋白显著升高、心电图变化和相关病史。应测量血清肌钙蛋白。如果它显著升高,患者会被认为在 2 周前可能发生心肌梗死,那么这种情况和手术类型将使患者面临围术期心脏并发症的高风险。由于手术是针对恶性肿瘤的,因此推迟 3 个月可能不切实际。评估患者的功能能力。应寻求心内科的意见,治疗可能包括冠状动脉造影和二级预防。通知麻醉医生,因为麻醉技术和术后照护可能会被修改。医生和患者之间应该讨论涉及的风险。

3.问题是:这名患者的缺血性心脏病有多重要?他的围术期心脏风险是什么?

有什么特定的措施可以降低这种风险？见表 9.4 和 9.5。他是一名接受中风险手术的中风险患者。基于该综合风险应进行 MACE 的正式评估。他由于被行动不便所掩饰,功能能力可能是未知的。可能需要进行心内科转诊和应激试验(或 CPX 试验)。

4.这个病例的管理从 A(气道和氧气)、B(呼吸)、C(循环)和 D(失能)开始。她需要氧气治疗,抗生素用于社区获得性肺炎,液体试验用于容量缺失。由于她昏睡,应记录她的瞳孔反应、毛细血管葡萄糖和对神经系统进行检查。可能需要进行头部 CT 扫描。她需要导尿管和有效的镇痛,最好使用神经阻滞技术。应测量全血计数、尿素和电解质,以及 CK。应在合适的区域对她进行密切观察,经常再次评估,术前尽可能优化。在理想情况下,基于髋部骨折管理的 NICE 临床指南,该患者应接受正式的髋部骨折项目[32]。该方案包括以下内容:

- 紧急的老年骨科评估。
- 快速术前优化手术。
- 尽早确定多学科康复的个人目标,以恢复活动能力和独立性,并促进恢复骨折前居住和长期健康。
- 持续、协调的老年骨科和多学科回顾。
- 与相关服务整合,尤其是心理健康、跌倒预防、骨骼健康、初级照护和社会服务。

如果手术在 24 小时内,股骨颈骨折后的预后会更好。这里的困境是,手术推迟太久可能是有害的。早期手术,重症监护室进行术后照护、良好的疼痛缓解、物理治疗和早期活动可能会更好。

5.这名男性患有未确诊的 COPD。这可以通过肺活量测定来确认。这种病情的治疗需要在胸科医生的监督下进行。应建议并帮助患者戒烟,围术期应服用吸入性 β 受体激动剂,并在术后进行早期活动和胸部物理治疗。考虑术前将患者登记在 iCOUGH 项目,以改善呼吸功能。麻醉医生和外科医生应讨论最适合该患者的手术和麻醉技术。

6.该患者 β 受体阻滞剂的突然停用和可能的电解质紊乱(由于肠梗阻和静脉输液)很可能是导致该缺血性心脏病患者快速心房颤动的原因。这个病例,纠正低钾血症或低镁,以及静脉输注减慢心率的药物(如美托洛尔)是合乎逻辑的做法。值得一提的是,肺栓塞也可能伴有房颤,但通常有其他提示性症状和体征。

7.如术前优化试验所述,该患者的风险较高。他有容量缺失的征象,并已发展成急性肾损伤。它是转入重症监护室进行心排血量和氧气输送术前优化的理想人选。从 A(气道)、B(呼吸)和 C(循环)开始。

8.对于接受非心脏手术的患者来说,这正成为越来越常见的临床场景。预测MACE 的风险因素包括 PCI 术后的手术时机和抗血小板药物的维持。2014 年欧洲心脏病学会/美国心脏学会指南和 2016 年更新的美国心脏病学会/美国心脏协会指南建议,由于血栓形成的风险,在使用药物洗脱支架进行 PCI 后,选择性非心脏手术应推迟 6 个月至 1 年。关于抗血小板药物的使用,应继续进行双重抗血小板治疗,或至少使用阿司匹林,以防止支架血栓的形成,尤其是药物洗脱支架植入后的前 4 周。尽管有这些建议,但围术期阿司匹林的使用仍有很大变动。阿司匹林也用于关节置换手术中的血栓预防,EPCAT Ⅱ研究得出结论,在利伐沙班最初 5天疗程后的择期髋关节或膝关节置换术,阿司匹林的长期预防作用比利伐沙班强[33]。因此,这个病例,应考虑出血风的险与支架血栓和深静脉血栓形成的风险。

（黄慧选　刘奉　张爱纶　译）

参考文献

1 Older PO, Smith RER, Courtney PG et al. Preoperative evaluation of cardiac failure and ischemia in elderly patients by cardiopulmonary exercise testing. *Chest* 1993; 104:701–704.

2 Bardram L, Funch-Jensen P, Jensen P, Crawford ME, Kehlet H. Recovery after laparoscopic surgery with epidural anaesthesia, and early oral nutrition and mobilisation. *Lancet* 1995; 345(8952): 763–764.

3 Basse L, Jakobsen DH, Billesbølle P et al. Clinical pathway to accelerate recovery after colonic resection. *Annals of Surgery* 2000; 232(1): 51–57.

4 Gustaffson UO, Scott MJ, Hubner M et al. Guidelines for perioperative care in elective colorectal surgery: Enhanced Recovery After Surgery (ERAS®) Society recommendations 2018. *World J Surg* 2019; 43: 659–695.

5 Shaw AD, Schermer CR, Lobo DN et al. Impact of intravenous fluid composition on outcomes in patients with systemic inflammatory response syndrome. *Crit Care* 2015; 19: 334.

6 Carli F, Ferreira V. Prehabilitation: a new area of integration between geriatricians, anesthesiologists and exercise therapists. *Aging Clin Exp Res* 2018; 30(3): 241–244.

7 Royal Society. Risk: Analysis, Perception and Management. Report of a Royal Society study group. London: Royal Society, 1992.

8 NCEPOD. Common themes, 2018. www.ncepod.org.uk/CommonThemes.html (Accessed January 2020).

9 Copeland GP, Jones D, Walters M. POSSUM: a scoring system for surgical audit. *Br J Surg* 1991; 78: 355–360.

10 NCEPOD. Knowing the risk, 2011. www.ncepod.org.uk/2011poc.html (Accessed January 2020).

11 Protopapa KL, Simpson JC, Smith NC, Moonesinghe SR. Development and validation of

the surgical outcome risk tool (SORT). *Br J Surg* 2014; 101(13): 1774–1783.

12　Adams AM, Smith AF. Risk perception and communication: recent developments and implications for anaesthesia. *Anaesthesia* 2001; 56: 745–755.

13　Calman KC, Royston HD. Risk language and dialects. *BMJ* 1997; 315: 939–942.

14　Chassot P-G, Delabays A, Spahn DR. Preoperative evaluation of patients with, or at risk of, coronary artery disease undergoing non-cardiac surgery. *Br J Anaesth* 2002; 89 (5): 747–759.

15　Grish M, Trayner E, Dammann O et al. Symptom-limited stair climbing as a predictor of post-operative cardiopulmonary complications after high risk surgery. *Chest* 2001; 120: 1147–1151.

16　Fleisher LA, Fleischmann KE, Auerbach A et al. ACC/AHA guideline on perioperative cardiovascular evaluation and management of patients undergoing noncardiac surgery. *Circulation* 2014; 130(24): e278–e333.

17　Group PS, Devereaux PJ, Yang H et al. Effects of extended-release metoprolol succinate in patients undergoing non-cardiac surgery (POISE trial): a randomised controlled trial. *Lancet* 2008; 371: 1839–1847.

18　Kristensen SD, Knuuti J, Saraste A et al. The Joint Task Force of the European Society of Cardiology (ESC) and the European Society of Anaesthesiology (ESA) on non-cardiac surgery: cardiovascular assessment and management. *Eur Heart J* 2014; 35: 2383–2431.

19　Ponikowski P, Voors AA, Anker SD et al. ESC guidelines for the diagnosis and treatment of acute and chronic heart failure. *Eur Heart J* 2016; 37: 2129–2200.

20　Barakat HM, Shahin Y, McCollum PT, Chetter IC. Prediction of organ-specific complications following abdominal aortic aneurysm repair using cardiopulmonary exercise testing. *Anaesthesia* 2015; 70: 679–685.

21　Reeves T, Bates S, Sharpe T. Cardiopulmonary exercise testing in the UK – a national survey of the structure, conduct, interpretation and funding. *Perioperative Medicine* 2018; 7(2) https://doi.org/10.1186/s13741-017-0082-3 (Accessed January 2020).

22　Association of Anaesthetists of Great Britain and Ireland. Perioperative management of the obese surgical patient. *Anaesthesia* 2015; 70: 859–876.

23　Cassidy MR, Rosenkranz P, McCabe K, Rosen JE, McAneny D. ICOUGH: reducing postoperative pulmonary complications with a multidisciplinary patient care program. *JAMA Surg* 2013; 148: 740–745.

24　Holman N, Hillson R, Young RJ. Excess mortality during hospital stays among patients with recorded diabetes compared with those without diabetes. *Diabet Med* 2013; 30: 1393–1402.

25　Yong PH, Weinberg L, Torkamani N et al. The presence of diabetes and higher HbA1c are independently associated with adverse outcomes after surgery. *Diabetes Care* 2018; 41: 1172–1179.

26　Dhatariya K, Levy N, Kilvert A et al. NHS diabetes guideline for the perioperative management of the adult patient with diabetes. *Diabet Med* 2012; 29: 420–433.

27　Roberts H, Conroy S. The Hospital Wide Comprehensive Geriatric Assessment Project (HoW-CGA). British Geriatric Society, 2018. http://www.bgs.org.uk/resources/hospital-wide-comprehensive-geriatric-assessment-how-cga-history-of-the-project (Accessed January 2020).

28　Poulton T, Murray D. Pre-optimisation of patients undergoing emergency laparotomy: a review of best practice. *Anaesthesia* 2019; 74(S1): 100–107.

29 Bland RD, Shoemaker WC, Abraham E, Cobo JC. Haemodynamic and oxygen transport patterns in surviving and non-surviving postoperative patients. *Crit Care Med* 1985; 13: 85–90.

30 Shoemaker WC, Appel P, Kram HB et al. Prospective trial of supranormal values of survivors as therapeutic goals in high-risk surgical patients. *Chest* 1988; 94: 1176–1186.

31 Older P, Hall A, Hader R. Cardiopulmonary exercise testing as a screening test for peri-operative management of major surgery in the elderly. *Chest* 1999; 116: 355–362.

32 NICE. Hip fracture: management. Clinical guideline 124, 2011. www.nice.org.uk/guidance/CG124/QuickRefGuide (Accessed January 2020).

33 Anderson DR, Dunbar M, Murnaghan J, et al. Aspirin or rivaroxaban for VTE prophylaxis after hip or knee arthroplasty. *NEJM* 2018; 378: 699–707.

推荐阅读

www.cpxtesting.com

第 **10** 章
疼痛控制和镇静

学习完本章,你可以掌握以下内容:

- 了解急性疼痛的基本生理。
- 了解镇痛阶梯。
- 了解止吐阶梯。
- 安全地实施局部麻醉。
- 了解安全镇静的原则。
- 应用到临床实践。

疼痛被称为"第五生命体征"[1]。许多患者因疼痛来到医院。作为医生,减轻痛苦是我们的责任。然而疼痛控制之所以重要,还有许多生理原因。重度疼痛的生理效应包括:

- 心动过速、高血压和心肌氧气需求增加。
- 恶心、呕吐。
- 肺活量减少、咳嗽困难、基底肺不张和胸部感染。
- 尿潴留。
- 血栓栓塞。
- 随着时间的推移,有发展成慢性疼痛的倾向。

国际疼痛研究协会(IASP)对疼痛的定义是:"一种与实际或潜在的组织损伤相关的令人不快的感觉和情感体验,或用这种损伤来描述"[2],但这并不能体现疼痛的复杂性。长期以来,疼痛一直被认为是综合的"身心"体验,其中"心"包含对疼痛的认识和理解,包括情感、认知和其他反应,而"身"包含疼痛途径、中枢处理和其他导致认识和反应的现象[3]。因此,疼痛的认识可能是非常主观的,并且患者之间差异很大。一个简单的经验法则是:"疼痛就是患者所说的样子"。

在成年人中,医生评估疼痛和任何改善的常用方法是让患者在 0~10 分的范围内对其疼痛进行评分,0 表示完全没有疼痛,10 表示有史以来最严重的疼痛。这对于滴定静脉镇痛非常有用。对于无法有效沟通的患者(如痴呆症患者、重症监护患者或即将死亡的患者),已经创建了许多经过验证的工具,包括为重症监护开发的行为疼痛量表(BPS)[4]和最初为儿科开发的脸腿活动哭泣安慰疼痛工具(FLACC)[5]。术后患者,以及急性疼痛合并先前存在慢性疼痛的患者,如果患者无法进行正常的日常生活活动,功能活动评分(FAS)[6]可用于触发额外的镇痛。

急性疼痛生理

伤害感受器是疼痛的感觉受体,神经末梢几乎存在于所有组织。这些神经末梢受到化学介质和传导信号的损伤或刺激,并通过传入的感觉通路将信号传递到中枢神经系统(背角、对侧脊髓丘脑束、丘脑和皮层)。小的有髓鞘 A-δ 纤维传导快速疼痛(局部重度疼痛),大的无髓鞘 C 纤维传导周围引起的缓慢疼痛(弥漫性钝痛)。内脏疼痛的不易定位,并与自主神经症状有关。

疼痛的"门控制"理论描述了如何通过刺激其他传入感觉通路,如通过摩擦或应用经皮神经刺激(TENS),在背角改变突触传递。

当患者因急性重度疼痛而入院就诊时,滴定静脉镇痛是一开始控制疼痛的最佳方法。一旦急性重度疼痛得到控制,就可以通过不同的途径进行常规镇痛。这是因为急性重度疼痛导致胃排空延迟,皮肤和肌肉灌注减少。因此,口服和肌内镇痛可能不可靠。常规口服药物也很难"控制"急性重度疼痛,就像常规静脉输液医嘱很难纠正低血压一样。任何镇痛都应根据个人需求进行滴定。然而,有时疼痛控制可能很困难。如果你的患者仍然疼痛,请打电话寻求帮助。

镇痛阶梯

图 10.1 显示了镇痛阶梯,源自世界卫生组织针对癌症疼痛的疼痛缓解阶梯。它经常用于非癌症疼痛场景,包括术后患者。

扑热息痛(对乙酰氨基酚)

扑热息痛是一种弱镇痛药,但它具有协同作用,可减少术后患者对吗啡的需求。它既是前列腺素抑制剂,也是大脑中血清素能通路的抑制剂。前列腺素增强缓激肽和其他多肽对疼痛受体的作用。最大剂量为 24 小时内 4g。它可以口服、直肠

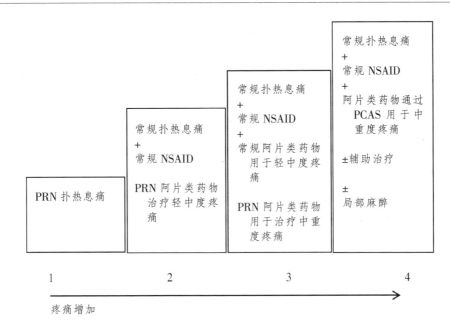

图 10.1　镇痛阶梯。NSAID,非甾体抗炎药;PCAS,患者控制镇痛系统;PRN,必要时。阿片类药物用于轻至中度疼痛的例子:二氢可待因、曲马多、他潘多尔。阿片类药物用于中重度疼痛的例子:吗啡、羟考酮、氢吗啡酮。辅助治疗的例子:氯胺酮输注、可乐定、加巴喷丁、利多卡因输注。局部麻醉的例子:硬膜外、周围神经阻滞。

或静脉输注。副作用少见。

非甾体抗炎药(NSAID)

　　NSAID,如布洛芬和双氯芬酸,是有效的前列腺素抑制剂,阻断环氧化酶的外周作用导致其抗炎特性。然而,支气管痉挛、胃肠道刺激、血小板功能抑制和急性肾损伤都是其副作用,由于这个原因 NSAID 不能用于某些患者。双氯芬酸可以口服、直肠或肌肉输注。

阿片类药物

　　常用的阿片类药物包括可待因、二氢可待因和曲马多。二氢可待因是可待因的一种合成衍生物,具有类似的药理作用。可待因的效力是吗啡的 20%,因此副作用较少,但仍然包括便秘、咳嗽抑制、恶心、瞳孔缩小、轻度镇静和老年患者的意识模糊(因为其抗胆碱能负担)。两者均可口服或肌内注射。阿片类药物可通过肾脏排出,因此急性肾损伤的发生可能导致其累积和临床毒性。

人们通过细胞色素 P450 酶将可待因转化为其活性代谢产物吗啡的能力存在天然差异,因此大约 10%的人群是"代谢不良者"(很少或没有镇痛作用),一些是"超快代谢者"(导致作用增强,包括服用该药物的哺乳期母亲的新生儿死亡)。因此,美国食品和药品监督管理局(FDA)禁止母乳喂养的母亲和儿科人群服用可待因,世界卫生组织已将其从儿科镇痛阶梯移除。麻醉医生通常使用二氢可待因而不是可待因来绕过成年人群代谢不良的问题。

曲马多是所有类型阿片受体的弱激动剂。它还激活下行抑制性疼痛通路。因此,纳洛酮(纯阿片类药物拮抗剂)只能部分逆转曲马多的镇痛作用。它在治疗中重度疼痛方面很有用,可以口服、肌内注射或静脉输注。然而,曲马多也能抑制中枢神经系统去甲肾上腺素和血清素的再摄取,并可引起血清素的副作用,范围从轻度(飞跃思维、激动)到血清素综合征。曲马多也会降低癫痫发作阈值,这对一些患者可能很重要,过量服用会导致癫痫发作。

吗啡

吗啡是一种天然的阿片类药物,是强效镇痛药。它还具有镇静和抗焦虑的特性。它对缓慢(C 纤维)疼痛特别有效。除了可待因的副作用,还包括呼吸抑制、低血压和组胺释放(引起瘙痒)。吗啡可以通过任何途径给予。由于吗啡及其代谢物通过肾脏排泄,慢性肾脏疾病或急性肾损伤患者,可能首选其他药物,如羟考酮、芬太尼或美沙酮。随着剂量需求的增加,应考虑辅助治疗,并可能需要转诊到疼痛专家小组。

辅助和局部麻醉

上述药物构成了医院疼痛管理的支柱,但有时它们还不够。你可能看到因疼痛而使用加巴喷丁类或三环类抗抑郁药而入院的患者,这通常由疼痛专家小组使用。更先进的治疗方法,如氯胺酮输注和局部麻醉,通常由护理专家和麻醉医生组成的急性疼痛小组管理。随着人们认识到北美阿片类药物危机及其对人群健康的破坏性影响,这些形式的使用就会增加。卫生从业人员正在更多的应用非阿片类药物治疗,以最大限度地降低回家服用大剂量阿片类药物患者的风险。

图 10.2 说明了不同的镇痛剂如何作用于疼痛通路的不同部位。因此,药物配伍对疼痛的治疗尤其有效。

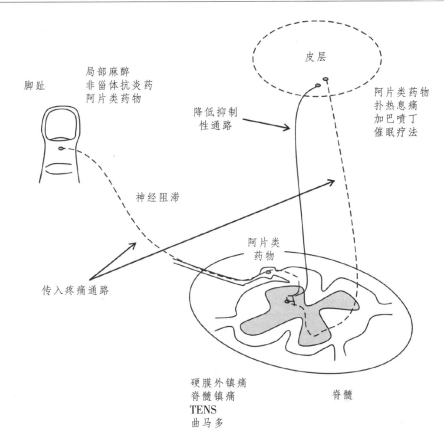

图 10.2　不同的镇痛剂和疼痛通路。

止吐阶梯

呕吐是一种通过感觉传入通路进入中枢神经系统的反射。急性疾病中的恶心和呕吐可由以下刺激引起：

• 胃肠道。

• 脑干中的化学感受器触发区和"呕吐中心"。这就是阿片类药物发挥作用的地方，让人们感觉恶心。

• 前庭系统。

呕吐也可由机械性梗阻或肠梗阻引起。治疗引起恶心和呕吐的根本原因与缓解症状一样重要。止吐阶梯如图 10.3 所示。

在不同部位起作用的止吐药配伍对持久性恶心和呕吐尤其有效，或用于已知术后恶心和呕吐的患者的预防。这里描述的大多数止吐药也可在姑息照护情况下

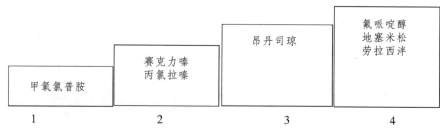

图 10.3 止吐阶梯。对于术后患者,可从第 2 步开始。

通过皮下注射(尽管未获得该途径的许可)应用。

甲氧氯普胺

甲氧氯普胺主要通过增加胃肠运动和中枢阻断 D2 受体发挥作用。它可以引起锥体束外副作用,多潘立酮是一种替代药物,其作用类似,但不会穿过血脑屏障。甲氧氯普胺可通过口服、肌内注射或静脉输注给予。肠梗阻是其禁忌证。

赛克力嗪和丙氯拉嗪

赛克力嗪是一种抗组胺和前庭抑制药,用于晕动症。它作用于中枢,可有轻微的镇静作用。它可以通过口服、肌内注射或静脉输注给予。丙氯拉嗪是一种吩噻嗪,其中许多被用于治疗恶心和呕吐。吩噻嗪类药物是有效的止吐药,作用于化学受体触发区,但也有一些抗组胺、前庭抑制和镇静作用。吩噻嗪类药物也会引起锥体束外副作用。丙氯拉嗪可通过口服、向颊、直肠或肌内注射。

昂丹司琼

昂丹司琼和格雷司琼是作用于迷走神经末梢的 5-羟色胺受体拮抗剂。昂丹司琼用于更严重的恶心、呕吐或术后期间。它可通过口服、直肠、肌内注射或静脉输注给予。

氟哌啶醇

氟哌啶醇通常作为有恶心、呕吐问题的癌症患者的止吐药。它是一种位于化学感受器触发区的多巴胺拮抗剂,是强效的止吐药。氟哌啶醇可因 α 受体阻滞而引起低血压。其可发生锥体束外副作用。它可通过口服或肌内注射给予。

地塞米松

地塞米松用于癌症患者的严重恶心、呕吐或术后期间。它是一种糖皮质激素，作用时间长，因此对延迟的症状特别有用。它可通过口服、肌内注射或静脉输注给予。

劳拉西泮

劳拉西泮是一种苯二氮䓬类药物，有时可作为有明显的预期或焦虑因素时的止吐药，如化疗后。它可通过口服、肌内注射或静脉输注给予。

局部麻醉

利多卡因是实际操作中最常用的局部麻醉剂。它是一种酰胺局部麻醉药，在神经细胞去极化（"膜稳定"）过程中阻止钠进入，因此没有动作电位。它起效迅速，1%的溶液大约 1 小时内有效。不使用肾上腺素时，利多卡因的最大安全剂量是 3mg/kg。利多卡因还可以与肾上腺素（一种强效的血管收缩药）联合，延长其作用时间，并可能将最大剂量增加至 7mg/kg。因此，利多卡因和肾上腺素联合对缝合经常有大量出血的头皮的大裂伤有帮助，但绝对不能用于末端肢体麻醉，因为它可能引起手指/脚趾坏死。由于这个原因，在急诊科它通常被单独存放。

1%是什么意思？1%溶液表示 100mL 溶液中含有 1g 药物。换句话说，100mL 溶液中含有 1000mg 药物，或 1mL 溶液中含有 10mg 药物。如果利多卡因的最大安全剂量是 3mg/kg，那么 70kg 的人的最大安全剂量是 1%溶液 21mL，或 2%的溶液 10.5mL。如果使用的利多卡因超过了推荐的最大剂量，或是无意中静脉输注（这就是为什么注射前应一直抽吸），可能会导致中毒。这是由于利多卡因对心脏和中枢神经系统的"膜稳定"效应。图 10.4 显示了利多卡因毒性的增强效应。

利多卡因毒性的治疗是支持性的，即 ABC 和立即寻求上级帮助。苯二氮䓬类药物推荐用于癫痫发作。静脉输注脂肪乳剂（20%英脱利匹特）用于重症病例（如低血压、心律失常和心脏停搏），通常储存在手术室。利多卡因的代谢很快，但在肝衰竭或肝血流量非常差（如心脏停搏）时除外。利多卡因很显然不应用于治疗因中毒引起的任何心律失常。

其他常用的局部麻醉剂是丁哌卡因（麻卡因），与利多卡因相比，它起效较慢，作用持续时间较长。最大安全剂量是 2mg/kg。当与肾上腺素一起使用时，不允许增加剂量，因为丁哌卡因的半衰期比肾上腺素长得多，因此一旦肾上腺素消失，当

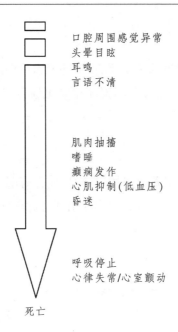

图 10.4 利多卡因毒性的增强效应。

麻醉剂从阻滞区域流出时,全身水平可能达到毒性范围。左旋丁哌卡因是丁哌卡因的 L 异构体,对心血管和神经系统的毒性较小。记住一旦局部麻醉消失,患者可能需要术后镇痛。此外,记住局部麻醉剂量是叠加的,不能同时给予利多卡因和丁哌卡因!

安全镇静原则

在操作过程中,有时会使用镇静剂,以使患者更容易接受这种体验,或使焦虑不适的患者能够进行操作。然而,使用镇静剂可能会导致潜在的危及生命的并发症。关于安全镇静实践的指南[8]及专业特定指南已经发布,但也有研究表明这些指南在实践中没有得到遵守[9,10]。

清醒镇静的定义是"使用一种或多种药物使中枢神经系统产生抑制,从而进行治疗,但在这期间,与患者保持语言接触"[11]。如果这种语言接触消失,实际上患者是麻醉的(深度镇静),而不是镇静的。这需要不同程度的照护,一个精通气道管理的单独人员,其唯一的工作是监护和照护患者(即麻醉医生)。一个人不能既是麻醉医生又是操作者。

镇静通常使用静脉输注苯二氮䓬类药物,可单独使用或与阿片类药物配伍。最常用的苯二氮䓬类药物是咪达唑仑和地西泮。咪达唑仑起效迅速,遗忘品质好,是首选药物。以小剂量(0.5~1.0mg)给予,滴定起效。所需的剂量取决于年龄、并发症、急性疾病和患者正在服用的其他药物。小剂量静脉输注阿片类药物可用于镇痛,但应谨慎使用,因为即使是小剂量的此类药物也可能导致一些患者失去意识。抑制中枢神经系统的药物也会抑制通气,并对心血管有影响,尤其是老年人或患者。因此,当使用镇静剂时,应密切监测患者。框 10.1 显示了英国安全镇静指南[8]的摘要。

许多操作都会引起疼痛或不适。对于疼痛应单独给予镇痛,而不是多给予镇静。局部麻醉喷雾和浸润性局部麻醉是有效的替代方法。良好的沟通技巧和对手术过程恰当的解释也能降低患者的焦虑和不适。当静脉输注苯二氮䓬类或阿片类药物时,它们的"解毒剂"(拮抗剂)必须在同一房间内可以获得,以防出现问题。大多数情况下,轻度苯二氮䓬类或阿片类药物中毒的患者应给予支持和监测。如果需要,氟马西尼是一种独特的苯二氮䓬类拮抗剂,注射后约 60 分钟起效。这段时间后,镇静可以恢复,因此,必须对患者进行监测。纳洛酮是一种独特的阿片类药物拮抗剂,也可以使用。

使用镇静剂的医生应经过充分培训,并负责确保有足够的监测和复苏设备。

框 10.1 安全镇静指南

- 应事先评估患者是否存在与镇静相关的任何风险因素(如胸部疾病、睡眠呼吸暂停或心脏病),并获得知情同意。
- 仔细解释操作过程将有助于缓解患者的焦虑和不适。
- 紧急情况下建立安全的静脉通路。
- 经过培训的个人(不是进行手术的人)应使用以下方法全程监护患者:
  - 连续脉搏血氧仪。
  - 心电监护仪/心电图。
  - 定期血压读数(如使用自动机器)。
- 氧气疗法可以降低镇静期间的低氧血症,除年轻患者外,而且操作时间非常短,否则所有患者都应给予氧气疗法。
- 设施必须包括:一张能够头向下倾斜的床或平车(万一发生呕吐,以防止误吸),一台心肺复苏机。
- 必须立即提供镇静解毒剂(如针对苯二氮䓬类药物的氟马西尼)。
- 镇静被定义为中枢神经系统抑制,同时能够保持语言接触(某些操作时不能讲话,如支气管镜检查,但一般原则适用)。如果需要"深度镇静",麻醉医生应该在场。

关键点：疼痛控制和镇静

- 疼痛控制是急性照护的重要组成部分,有很多生理益处。
- 镇痛阶梯用于治疗疼痛。
- 止吐阶梯用于治疗恶心和呕吐。
- 在不同部位发挥作用的药物配伍尤其有效。
- 使用前应计算局部麻醉的最大安全剂量。
- 镇静应由经过安全镇静实践培训的医生实施。

自我评估：病例

1.一例 21 岁男性患者,因病毒性脑膜炎入院。他诉说严重头痛,没有呕吐。没有过敏或既往病史。对这名患者来说,什么是合适的镇痛医嘱?

2.一例 50 岁男性患者,因急性心肌梗死入院。他诉说严重胸痛,舌下含服硝酸甘油没有改善。在镇痛方面,下一步合适的做法是什么?

3.一例 30 岁男性患者,即将被置入胸腔引流管。他体重为 60kg。请计算利多卡因的最大安全剂量,并下达术后镇痛医嘱。

4.一例 60 岁女性患者,因广泛复杂的心动过速需要紧急直流电复律。要求你给予静脉输注咪达唑仑,让她在这个操作中保持镇静。你需要考虑什么?

5.一例 25 岁的女性患者,在腹腔镜妇科手术后出现极度恶心和呕吐。按要求静脉输注环磷酰胺没有帮助。接下来你会下达什么医嘱?

自我评估：讨论

1.任何因疼痛(如严重头痛)入院的患者都应下达常规镇痛的医嘱。这个病例,合适的医嘱应从第二步开始,常规对乙酰氨基酚加双氯芬酸和 PRN 二氢可待因。应定期回顾患者的疼痛。很多严重疼痛的患者在开始常规的"维持"镇痛之前需要"单次"镇痛来控制疼痛。因此,如果第一剂对乙酰氨基酚、双氯芬酸和二氢可待因无效,可以给予静脉输注阿片类药物。任何不断增加的镇痛需求都应该通过反复的临床评估和可能的进一步检查,以迅速寻找发展中的病理。

2.静脉输注吗啡用于治疗心源性疼痛,因为它还会引起全身血管扩张,并具有抗焦虑效应。这应该用有标签的注射器,每 1mL 含有 1mg 吗啡,并由受过培训的工作人员(可能是指你)以小量(1~2mg)单次给予,直到疼痛得到控制。每例患者都不一样。他可能需要 2mg 或 20mg 吗啡来治疗疼痛。只要患者仍保持警觉,并诉说疼痛,就可以继续给予小剂量药物。要求患者在 0~10 分的范围内对疼痛进行评分,以了解吗啡的有效性。如果疼痛仍然存在,每隔几分钟再单次给予。给药期间密切观察患者的呼吸频率、血压和意识水平。如果出现副作用,则停止使用。吗啡可通过刺激化学感受器触发区而引起恶心。因此,可能也需要如赛克力嗪的止吐药。吗啡仍然是这个病例的一线治疗方法,但重建冠状动脉灌注是最重要的治疗,患者应立即接受治疗(溶栓或冠状动脉成形术和支架植入术,取决于可获得的资源)。

3.利多卡因的最大安全剂量为 3mg/kg,这个病例是 180mg。也就是说,18mL 1%利多卡因或 9mL 2%利多卡因。为了安全给予更多的容量,可以使用利多卡因和肾上腺素。最大安全剂量是 7mg/kg 或 42mL 1%利多卡因和肾上腺素。应记住肋间区域血管丰富。注射前每次进行抽吸,并使用有效的最低剂量。

4.镇静的定义是"使用一种或多种药物,使中枢神经系统产生抑制,从而能够进行治疗,但在此期间始终保持与患者的语言接触"。对于直流电复律,患者通常会失去意识,这称为麻醉,而不是镇静。对于麻醉,需要进行特定的监测和气道保护,这意味着医生要经过专门的麻醉培训。同一个人不应进行镇静/麻醉和手术。

5.术后恶心和呕吐常见于年轻女性,以及腹部或妇科手术后。赛克力嗪可能会常规下医嘱,但大多数麻醉医生接下来会进行第 3 步。昂丹司琼常用于术后恶心和呕吐,是一种有效的止吐药。它也是腹腔镜手术后可选的止吐药。它应该在一段时间内常规下医嘱,也可以与其他止吐药配伍。

(姜贵萍 陈雪梅 译)

参考文献

1 American Pain Society Quality of Care Committee. Quality improvement guidelines for the treatment of acute pain and cancer pain. *JAMA* 1995; 274: 1874e80.

2 International Association for the Study of Pain (IASP). IASP Taxonomy, 1994. www.iasp-pain.org (Accessed January 2020).

3 McGuire DB, Kaiser KS, Haisfield-Wolfe ME, Iyamu F. Pain assessment in noncommunicative adult palliative are patients. *Nurs Clin North Am* 2016; 51(3): 397–431.

4 Payen J-F, Bru O, Bosson JL et al. Assessing pain in critically ill sedated patients by using a behavioral pain scale. *Crit Care Med* 2001; 29(12): 2258–2263.

5 Merkel S, Voepel-Lewis Shayevitz JR et al. The FLACC: a behavioral scale for scoring postoperative pain in young children. *Pediatr Nurs* 1997; 23(3):293–297.

6 Schug SA, Palmer GM, Scott DA et al. Acute Pain Management: Scientific Evidence, 4th edition. Working Group of the Australian and New Zealand College of Anaesthetists and Faculty of Pain Medicine, 2015. http://fpm.anzca.edu.au/documents/apmse4_2015_final (Accessed January 2020).

7 World Health Organization. WHO's cancer pain ladder for adults. http://www.who.int/cancer/palliative/painladder/en (Accessed January 2020).

8 UK Academy of Medical Royal Colleges. Safe sedation practice for healthcare procedures. Standards and guidance. AoMRC, 2013. www.aomrc.org.uk (Accessed January 2020).

9 Honeybourne D, Neumann CS. An audit of bronchoscopy procedures in the UK. A study of adherence to national guidelines. *Thorax* 1997; 52: 709–713.

10 Sutaria N, Northridge D, Denvir M. A survey of current practice of transoesophageal echocardiography in the UK. Are recommended guidelines being followed? *Heart* 2000; 84(S2): 19.

11 Skelly AM. Analgesia and sedation. In: Watkinson A, Adam A (Eds). Interventional Radiology. Oxford, Radcliffe Medical Press, 1996,pp. 3–11.

推荐阅读

Watts J, Moore P. Safe Sedation for all Practitioners: A Practical Guide. Oxford, CRC Press, 2008.

缩略语

CPR	心肺复苏	AKI	急性肾损伤
MET	医疗急救小组	KDIGO	肾脏疾病改善全球结果
COPD	慢性阻塞性肺疾病	CKD	慢性肾脏疾病
FEV_1	第 1 秒用力呼气容积	eGFR	肾小球滤过率估计
V/Q	通气血流比值	MAP	平均动脉压
FiO_2	吸入氧浓度	ANCA	抗中性粒细胞胞浆抗体
BiBAP	双水平正压通气	GBM	肾小球基底膜
CPAP	持续气道正压	NSAID	非甾体抗炎药
HFNOT	经鼻高流量氧疗	CBF	脑血流量
IPAP	吸气气道正压	ICP	颅内压
EPAP	呼气气道正压	CPP	脑灌注压
APACHE	急性生理和慢性健康评估	CSF	脑脊液
OSA	阻塞性睡眠呼吸暂停	CT	计算机断层扫描
PEEP	呼气末正压	GCS	格拉斯哥昏迷评分
BP	血压	MRI	磁共振成像
FVC	用力肺活量	LP	腰椎穿刺
CO	心输出量	CK	肌酸激酶
SVR	全身血管阻力	CPX	心肺运动
ADH	抗利尿激素	ASA	美国麻醉医师协会
ERAS	加强术后康复	POSSUM	统计死亡率和发病率的生理和手术严重程度评分
CVP	中心静脉压		
HAS	人白蛋白溶液	SRS	手术风险量表
SOFA	脓毒症相关器官衰竭评估	SORT	手术结局风险工具
ATP	三磷酸腺苷	MET	代谢当量
NICE	英国国家卫生与临床优化研究所	MACE	重大不良心血管事件
SSC	尿毒症生存运动	AT	无氧阈
	VO_2 氧气消耗	CGA	全面老年评估
DO_2	氧气输送	PCI	经皮冠状动脉介入治疗
ALI	急性肺损伤	TENS	经皮神经刺激
ARDS	急性呼吸窘迫综合征		

索　引